HYGIÈNE

DES

MAINS ET DES PIEDS

Poissy. — Typ. S. Lejay et Cie.

HYGIÈNE

DES

MAINS ET DES PIEDS

DE LA POITRINE

ET DE LA TAILLE

INDIQUANT LES MOYENS

DE REDRESSER LA DIRECTION VICIEUSE DE CES ORGANES
ET DE COMBATTRE
LES DIVERSES AFFECTIONS QUI ALTÈRENT LEURS FONCTIONS
OU NUISENT A LEUR BEAUTÉ.

PAR A. DEBAY

TROISIÈME ÉDITION

PARIS

E. DENTU, LIBRAIRE-ÉDITEUR

PALAIS-ROYAL, 17 ET 19, GALERIE D'ORLÉANS

—

1873

APPRÉCIATION

DE CET OUVRAGE

PAR UN MÉDECIN ORTHOPÉDISTE

Ce petit ouvrage, d'une incontestable utilité, s'adresse à tout le monde et particulièrement aux femmes. On y trouve l'énumération des conditions de beauté et les moyens de conservation de divers organes du corps ; des irrégularités de direction, de forme et de couleur ; des nombreuses affections qui peuvent altérer les tissus osseux et cutané ; des déviations, rétractions, difformités des membres et du tronc ; enfin les remèdes et traitements les plus simples contre ces affections.

Un chapitre spécial est écrit sur le corset ; nous ne saurions trop engager les mères de famille à le lire avec attention.

En résumé, cet ouvrage renferme tout ce que l'art et la science ont découvert de plus efficace pour redresser ces vices de conformation et combattre victorieusement les affections superficielles des pieds et des mains.

La rédaction de cet intéressant ouvrage est claire, concise et à la portée de tous ; sa lecture est aussi attrayante qu'instructive ; et nous croyons que c'est un des livres les plus utiles qu'ait écrits son laborieux auteur.

Dr EUGÈNE DE SONGET.

HYGIÈNE

DES

MAINS ET DES PIEDS

CHAPITRE PREMIER

SECTION PREMIÈRE

§ Ier

LES MAINS

Le cerveau et la main sont les deux organes qui établissent la supériorité de l'être humain sur tous les animaux. Lorsqu'on examine attentivement la conformation de la main, on y découvre toutes les conditions de progrès auxquelles l'homme est parvenu dans le vaste domaine des arts. Armée de doigts flexibles et richement articulés, la main est douée du pouce dont la facile opposition aux autres doigts était nécessaire à la complète exécution de ses mouvements. Les doigts, à leur extrémité libre, sont protégés par l'ongle, et garnis d'une espèce de coussinet offrant un grand nombre de papilles nerveuses disposées en paraboles, où siége le toucher. Un système musculaire, aussi simple que varié, fait mouvoir les doigts de telle sorte qu'ils peuvent saisir les corps les plus denses de même que les plus ténus. La forme, le volume, la consistance des corps, leur poids, leur poli, etc., sont appréciés par le toucher ; on a même prétendu que certains aveugles portaient la finesse du toucher jusqu'à distinguer les couleurs. Cette admirable conformation de la main, en fait donc un instrument de préhension et de palpation si complet, qu'il n'existe aucun être sur notre globe qui soit doué d'un semblable privilége.

§ II

Les Bras

Les bras doivent être proportionnés au corps et parfaitement égaux dans leur longueur, de même que dans leur grosseur; cet état de choses se rencontre assez rarement, à cause de l'habitude qu'on a de se servir plus fréquemment d'un bras que de l'autre.

Chez l'homme, le bras est aplati, saillant; les muscles et leurs tendons s'y dessinent en relief.

Chez la femme, le bras doit être mollement arrondi et recouvert d'une peau aussi blanche que douce. Il doit surtout être exempt de poils, de saillies veineuses et d'empreintes musculaires ou tendineuses qui sont les attributs d'un bras d'homme.

Un bras bien arrondi et proportionné, de même qu'une jolie main, sont deux attraits de plus à ajouter à un beau corps; c'est pourquoi les femmes ne sauraient trop leur prodiguer de soins.

Après le visage, c'est ordinairement la main qui se présente le plus souvent à la vue. Les citadines n'ignorent pas cette circonstance; car, celles qui sont douées d'un bras potelé, d'une main blanche et délicate, armée de jolis doigts, les offrent sans cesse aux regards, afin qu'on les admire; et les hommes s'en éprennent parce qu'ils sont amoureux de tout ce qui est beau.

SECTION II

De la main en particulier

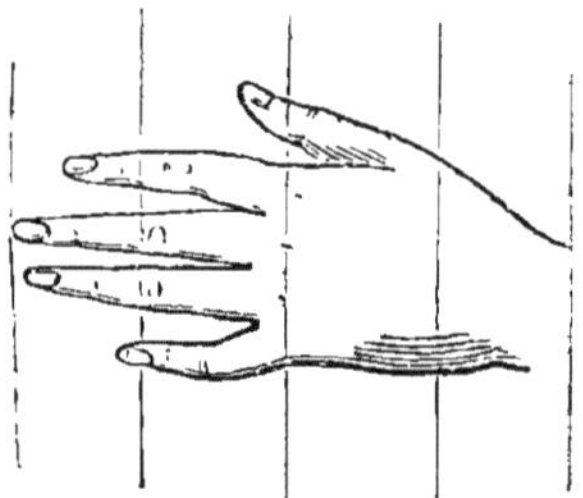

Nous avons déjà dit que la main est l'organe auquel l'homme doit sa supériorité sur les animaux, son adresse dans les arts et ses progrès dans les sciences. Aristote la surnommait *l'instrument des instruments.*

Selon les proportions établies par l'art, la main doit avoir une tête de longueur, et cette longueur se divise en quatre parties :

La *première* va du poignet à la paume de la main ;

La *seconde* s'arrête à la naissance du pouce ;

La *troisième* finit à la jointure moyenne du doigt médius ;

Et la *quatrième* au bout du même doigt.

Une main bien faite doit s'offrir un peu allongée, ayant le dessus potelé, de façon que les veines qui courent sous l'épiderme de la peau ne soient point apparentes. Une belle main ne doit être ni large ni étroite, ni grasse ni maigre, elle sera recouverte d'une peau unie et blanche. La main étant ouverte, sa face intérieure offrira, dans son milieu, un léger enfoncement entouré de trois légers bourrelets charnus et arrondis.

Les doigts, pour être beaux et bien faits, devront décrire une courbe insensible en dessus et être légèrement aplatis en dessous; les articulations, très-peu senties, ne présenteront aucune nodosité désagréable; leurs proportions, quant à la longueur, sont établies ainsi qu'il suit :

1° Le pouce ne dépassera point la première articulation du doigt indicateur;

2° L'extrémité de l'indicateur étendu se terminera à la naissance de l'ongle du doigt médius;

3° Le doigt médius doit être le plus long de tous les doigts;

4° L'extrémité de l'annulaire ne dépassera point le milieu de l'ongle du médius;

5° Le petit doigt se terminera au niveau de la dernière jointure du doigt annulaire;

6° L'extrémité pulpaire de tous les doigts devra se terminer en cône arrondi.

Ces proportions, qui flattent les yeux, ont été admises par les statuaires comme les plus belles.

Les ongles doivent être cintrés, diaphanes, de façon à laisser entrevoir le fond rose sur lequel ils reposent : à la naissance de l'ongle se dessine un petit segment blanchâtre provenant de la matrice de l'organe. Leur taille la plus gracieuse est la forme ovalaire ; il ne faut les couper ni trop courts ni trop longs. — La mode des ongles longs ou à la *chinoise*, qui s'est introduite en France depuis nombre d'années, est, selon nous, tout à fait en dehors des attributs de la beauté. Les Vénus grecques, les Hélène, les Laïs, les Aspasie et autres femmes célèbres, types charmants de la beauté physique, n'eurent jamais la malheureuse idée de laisser à leurs ongles une longueur démesurée ; elles peusaient, avec raison, que les délicates mains des femmes étaient faites pour prodiguer de douces caresses et non pour égratigner.

Une belle, une jolie main est incontestablement un des ornements du corps humain. Il semblerait que la délicatesse des mains, leur blancheur et le velouté de la peau qui les recouvre, soient le privilége des personnes de qualité. On rencontre beaucoup de femmes qui ont une jolie bouche, de beaux yeux, tandis qu'on en trouve fort peu qui possèdent des mains irréprochables.

SECTION III

Physiognomonie ou signes offerts par les Mains

La physiognomonie est l'art de connaître l'individu intérieur par l'individu extérieur; c'est-à-dire ses penchants, ses passions, sa position sociale, etc. Les mains jouent un grand rôle dans cet art, et ont donné naissance à la *Chiromancie,* dont nous dirons, plus bas, un mot.

La forme et le volume de la main varient à l'infini, selon l'âge, les sexes, les tempéraments, les professions, etc., et offrent à l'observateur des signes distinctifs très-faciles à saisir. Il est certain qu'on reconnaît, à l'inspection de la main, une femme travestie en homme, un paysan en habit de dandy, ou le citadin efféminé, l'élégant des bals et soirées sous le costume de l'artisan. La main d'un sujet lymphatique diffère essentiellement de la main d'un sujet bilieux ; la main d'une personne nerveuse ne ressemble nullement à celle d'un sanguin. — Les veines plus ou moins apparentes, les saillies tendineuses et les lignes plus ou moins développées, de même que certaines maculations et callosités, l'épaisseur, la force ou la délicatesse de la main, feront reconnaître si l'individu est adonné à des travaux physiques ou intellectuels, s'il est forgeron, tailleur, cordonnier, artiste, homme de plume, etc., etc.; c'est ce qui a fait dire que l'homme portait à ses mains le cachet de sa position sociale.

Partant de ces données physiognomoniques, les mains épaisses, dures et calleuses annonceront le travail physique; tandis que les mains délicates, effilées, à peau fine, seront un signe d'inaction de ces organes ou d'oisiveté. — Les grosses mains armées de doigts courts, crochus, mal faits, décèlent tantôt des sentiments bas, ignobles, une économie sordide, l'avarice, et tantôt la grossièreté, la brutalité. — Les mains allongées, dont les doigts sont bien faits, se rencontrent communément chez les personnes d'esprit, remarquables par leur amabilité et leur courtoisie. — Une main mignonne, des doigts effilés, offrant des ongles entretenus avec soin, distinguent une personne bien élevée, et font juger de la propreté générale du corps. Des mains et des ongles mal soignés font naître des idées contraires.

Dans ses mouvements comme dans son repos, la main possède une série d'expressions variées. Sa position tranquille annonce le calme; ses flexions, ses contractions, au contraire expriment les passions; ses diverses poses et tous ses mouvements suivent l'impulsion de l'âme. En un mot, le geste de la main est, après 'la voix, le signe le plus naturel et le plus ordinaire de nos sentiments et de nos affections.

SECTION IV

De la Chiromancie

Nous n'écrirons que quelques lignes sur ce vain sujet. — La *chiromancie* est l'art de prédire les choses futures, la destinée des individus par l'inspection des lignes de la main. Sans discuter les principes de cet art frivole, nous dirons qu'on le retrouve chez tous les peuples de l'antiquité : les Chaldéens, les Assyriens, les Babyloniens et les Égyptiens. — Les Arabes étaient très-versés dans cet art, les Grecs ne le dédaignaient pas, et Arthémidore d'Ephèse en fit l'objet d'un volumineux traité. Chez les peuples modernes, surtout au moyen âge, une foule d'auteurs de bas étage et de charlatans ajoutèrent encore aux absurdités des anciens ; enfin, quelques hommes distingués, fouillant dans ce monstrueux chaos d'erreurs, y trouvèrent, éparses çà et là, quelques vérités qui servirent, plus tard, à établir, sur une base solide, les signes physiognomoniques dont nous venons d'entretenir le lecteur.

Une foule d'auteurs ont écrit sur la chiromancie des pages aussi bizarres que puériles ; nous renvoyons le lecteur à notre traité sur les *Sciences occultes*, où les noms et les opinions de ces auteurs se trouvent consignés. Il nous suffira de dire ici, que la chiromancie offre des rapports intimes avec l'astrologie. — La main est divisée en plusieurs régions, et chaque région subit l'influence d'une planète.

Le *pouce* reconnaît l'influence de *Vénus*.

L'*index*, celle de *Jupiter*.

Le *médius*, celle de *Saturne*.

L'*annulaire*, celle du *Soleil*.

L'*auriculaire*, celle de *Mercure*.

Les éminences *thénar* et *hypothénar* appartiennent à la *Lune*.

Le centre de la main à *Mars*.

Dans la paume de la main on voit le *grand triangle*, formé par la ligne *de vie*, — la ligne *médiane* et la ligne *hépatique*. C'est, d'après les plus habiles chiromanciens, le véritable livre de la destinée de l'individu.

Nous ne nous arrêterons pas davantage sur un sujet qu'on doit considérer comme une des mille rêveries humaines; néanmoins, nous dirons que la chiromancie, réduite aux proportions physiognomoniques, est un art d'observation qui mérite créance, puisqu'il ne choque point la raison.

SECTION V

Hygiène des mains

La main étant, de tous nos organes, celui dont l'usage est le plus fréquent, on ne saurait trop éviter les diverses influences qui peuvent ou pourraient nuire à son enveloppe et intéresser les divers tissus qui la composent. Les coupures, déchirures, contusions, brûlures, etc., sont toujours nuisibles à la beauté de la peau; quelquefois, elles altèrent la facilité des mouvements et la délicatesse du toucher. On évitera de manier les corps durs et anguleux, les substances acides, irritantes, caustiques; et si l'on est forcé de toucher à ces substances, il faudra préalablement oindre la peau des mains, d'huile, de graisse, de cérat, ou de toute autre préparation oléagineuse, telle que pommade de concombres, et mieux de *crême lénitive*. — Après s'être lavé les mains dans l'eau chaude, il faut se garder de les plonger immédiatement dans l'eau froide ; de même qu'en venant de les chauffer à un feu ardent, pendant la saison d'hiver, il ne faut point les exposer au froid glacé de la rue. Le passage subit du froid au chaud ou du chaud au froid altère le tissu cutané, le durcit, le noircit, le gerce, le fendille et peut occasionner sa desquammation. Les gants sont nécessaires, en hiver, pour garantir la main du froid ; en été, pour la préserver du hâle ; elle exige ensuite des soins de propreté répétés plusieurs fois par jour.

Il existe dans le commerce une foule d'eaux, de pâtes, de savons, de crèmes, etc., pour la toilette des mains, dont il faut se défier; car, le commerce n'ayant en vue que l'effet du moment, si une substance nettoie et blanchit promptement la peau, il la prône comme un excellent cosmétique et en publie partout la spécificité; les annonces remplissent les journaux, les affiches couvrent les murs, les prospectus circulent de tous côtés!... Mais, en général, ces compositions, sous forme de poudres, pâtes et savons, sont mordantes, quelquefois caustiques, et il arrive qu'après en avoir fait usage, la peau se durcit, se plombe, se dessèche, se ride ou se fendille. Les substances les plus naturelles et les meilleures pour le nettoyage des mains sont la pâte d'amandes, la mie de pain, le son, le *savon dermophile*, et surtout la *pâte lénitive.* Ces dernières préparations, loin d'être nuisibles à la peau, la débarrassent, au contraire, de toute impureté, l'adoucissent, lui conservent sa fraîcheur et sa souplesse.

Lorsque la peau est tachée d'encre ou de toute autre couleur tenace, on commence par oindre d'huile ou de pommade la surface tachée ; on la frotte légèrement avec une ponce fine, puis on termine par un lavage avec la *pâte lénitive*.

Un moyen excellent et fort simple pour adoucir la peau des mains, est de se frotter d'abord avec quelques gouttes d'huile d'amandes douces qu'on a versées dans le creux de la main ; on les frotte ensuite avec le *savon dermophile*, et l'on termine par un lavage à la *pâte lénitive*.

Mais, de tous les procédés, le meilleur, pour adoucir la peau et lui donner cette fraîcheur, ce velouté qui en fait le charme, est celui-ci :

Prenez gros comme une aveline de *crème lénitive*, et le soir, avant de vous mettre au lit, frottez-vous les mains en tout sens, pendant une minute. Lorsque la peau est bien imprégnée de ce parfum, gantez-vous immédiatement avec des gants de peau de chevreau ou d'agneau. Le lendemain, lavez-vous avec la *pâte lénitive*, et vos mains, d'une pureté irréprochable, auront acquis la blancheur de la neige et la douceur du velours.

Chez beaucoup d'individus et particulièrement chez les jeunes personnes, la peau qui borde les deux côtés de l'ongle, se gerce, se déchire et se soulève par petits filets, auxquels on a improprement donné le nom d'*envies*. Ces envies peuvent s'étendre plus ou moins en longueur et en profondeur, selon les causes qui les entretiennent; alors elles deviennent fort douloureuses et quelquefois occasionnent de petits abcès. C'est ordinairement sous l'influence des frottements répétés, du froid et du chaud alternatifs, des corps irritants, etc., que se développent ces *envies*; aussi les blanchisseuses, les teinturiers, etc., y sont plus particulièrement sujets; il est des individus qui en ont les doigts couverts pendant la saison froide, et d'autres pendant les grandes sécheresses. Il faut se garder d'arracher les envies ainsi qu'on le fait ordinairement; leur brusque avulsion peut entraîner une irritation, un gonflement inflammatoire du doigt et même le *mal blanc* si douloureux connu sous le nom de mal d'aventure ou *panaris*.

Le meilleur procédé pour enlever les *envies*, est d'oindre le bout des doigts d'un peu de cérat ou de *crème lénitive*, puis, au bout d'un quart d'heure environ, de couper les envies, le plus près possible de leur racine, avec des ciseaux courbes sur le tranchant et bien affilés. Après cette petite opération, s'il restait de la sensibilité au doigt, il conviendrait d'entourer le doigt avec un morceau de taffetas d'Angleterre ou de *sparadrap-bau-druche*, pour le soustraire à tout contact extérieur.

Les personnes qui s'occupent de travaux manuels ne doivent point négliger les envies aussitôt qu'elles deviennent douloureuses.

Le moyen de les prévenir, pour les personnes qui y sont sujettes, est d'oindre d'un peu d'huile le bout du doigt, et de poncer doucement la peau, de haut en bas, avec une ponce douce, de manière à user les pellicules épidermiques, dont la déchirure formerait, plus tard, des envies.

Les mains étant, de tous les organes du corps, ceux qu'on exerce le plus, elles devaient être aussi le plus fréquemment exposées aux influences pernicieuses extérieures. Les contusions, déchirures, coupures, piqûres, brûlures, crevasses, maux d'aventure, etc., ont été traités dans *l'Hygiène de la peau*. (Voyez cet ouvrage.)

Les mains rouges et celles qui ont des veines trop apparentes sont disgracieuses chez une femme. On demande aux jeunes personnes affligées de ce défaut, de ne jamais se laver les mains avec de l'eau chaude, de ne point porter de corset, de corsage de robe ni aucun vêtement trop serré aux aisselles, parce que la compression exercée sur cette partie occasionne la stase du sang dans les veines des bras et des mains. Les manchettes serrées au poignet sont également proscrites pour le même motif; les gants étroits, en peau, sont, au contraire, ordonnés Enfin, on recommande, comme moyen chimique de rendre les veines moins apparentes, des lotions sur les mains, avec un liquide composé de 125 grammes d'eau et de 15 décigrammes de *cyanure de potassium*, lorsque, toutefois, la peau des mains est exempte de toute entamure, car le cyanure de potassium est un violent poison.

Les doigts larges, carrés ou aplatis du bout, perdront cette forme grossière par des pincements et des tractions fréquemment répétés. On parvient aussi à les rendre pointus en les enfermant, le soir avant de se coucher, dans de petits moules en bois, semblables, pour la forme, à un dé à coudre.

Gants. — L'usage des gants s'est, aujourd'hui, étendu à presque toutes les classes de la société; l'incontestable utilité de ce petit vêtement qui protége les mains contre la bise glacée des hivers et contre les ardeurs de l'été, l'a désormais rendu indispensable. Les peaux, la laine, le coton, le lin et la soie sont ordinairement employés à la fabrication des gants. — Les gants de peau extensible et moel-

leuse sont préférables à tous les autres ;
ils ne fatiguent nullement les mains et les
adoucissent ; les gants de coton, de laine
et de soie peuvent occasionner des rougeurs aux mains délicates. Les gants
varient selon la saison : ceux de daim,
et de castor, les gants dits de cachemire
fourrés, etc., conviennent pour l'hiver ;
les gants de peau de chevreau, de lin,
de soie, de filoselle, les mitaines en filets,
etc., se portent en été. On recommande
surtout de ne point faire usage de gants
trop étroits ou trop serrés au poignet ;
outre qu'ils se déchirent promptement, ils
ont l'inconvénient de meurtrir les mains
délicates, de gêner la circulation et d'occasionner la dilatation des veines.

L'art du gantier a suivi, en France,
les progrès de l'art du tailleur ; de même
que celui-ci fait disparaître certains défauts du corps, sous une coupe habile,
celui-là sait, au moyen de gants apprêtés,

rétrécir une large main ou allonger des doigts trop courts.

On fabrique aussi des gants glacés et parfumés dont nous ne conseillerons point l'usage; les premiers ont l'inconvénient de nuire à la transpiration; les seconds peuvent, par l'odeur qu'ils exhalent, occasionner divers accidents aux femmes nerveuses. Cependant, pour les personnes qui désireraient en connaître la préparation, nous transcrirons la suivante :

Eau pour parfumer les gants.

Iris de Florence.	160 grammes.
Storax.	60 —
Calamus aromaticus.	60 —
Bois d'aloès.	30 —
Cannelle..	5 —
Clous de girofle.	5 — .

Pilez et réduisez ces substances en poudre fine que vous jetterez dans deux livres d'eau de fontaine ; laissez macérer

pendant trois jours à une douce température.

Ensuite, ajoutez :

Eau de roses.	95 grammes.
Eau de fleurs d'oranger . . .	45 —

Mettez le tout dans une cucurbite et distillez au bain-marie. Vous aurez une eau suave, dans laquelle vous tremperez vos gants jusqu'à ce qu'ils soient imbibés, puis vous les retirerez et les ferez sécher à l'ombre.

Les gants ainsi préparés conservent assez longtemps le parfum que cette eau leur a communiqué.

Les dames nous sauront gré, sans doute, de leur indiquer un moyen aussi simple que facile pour nettoyer leurs gants.

Nettoyage à sec.

Argile sèche à dégraisser. . . .	2 parties.
Alun.	1 —

Réduisez ces deux substances en poudre. Étendez les gants sur une table, saupoudrez-les et frottez avec une brosse sèche. Battez-les ensuite avec une petite baguette pour faire tomber ce qui reste de poudre d'argile et d'alun. Répandez ensuite du son; frottez de nouveau et enfin, donnez-leur un dernier coup dé brosse.

Nettoyage avec la Gantéine

Lorsque les gants sont tout à fait sales, leur nettoyage s'opère très-bien avec la composition suivante, à laquelle on a donné le nom de gantéine.

Savon blanc en poudre. . . .	250 grammes.
Eau de javelle.	165 —
Ammoniaque liquide.	10 —
Eau de rivière.	155 —
Silice en poudre impalpable.. .	15 —

Mélangez le tout et faites une pâte que

vous conserverez dans un vase clos.

Manière de s'en servir : Étendez sur un morceau de flanelle suffisante quantité de cette pâte, et frottez les gants avec, jusqu'à ce qu'ils soient convenablement nettoyés ; le nettoyage terminé, refrottez-les encore avec un linge blanc et sec, puis soufflez afin de gonfler les doigts, ou ce qui vaut mieux, introduisez des bâtons arrondis dans chaque doigt, et laissez-les sécher à l'ombre.

SECTION VI

Hygiène des Bras

Nous avons déjà dit que les bras doivent être proportionnés à la force et à la stature de l'individu ; qu'ils doivent être égaux en longueur et en grosseur ; ce qui se rencontre assez rarement. Néanmoins, la gymnastique et l'hygiène peuvent les ramener à ces proportions, lorsqu'ils en sont trop éloignés.

Chez la femme, la beauté du bras réside dans la forme arrondie, dans la blancheur et la finesse de la peau. Toutes les fois que ces conditions auront été détruites ou feront défaut, il sera nécessaire de recourir à l'art.

Les qualités ou conditions de forme et de volume s'acquièrent par telle ou telle alimentation. — Les bras maigres devront être engraissés, tandis que les bras trop gras seront soumis à un régime contraire (1).

Les poils des bras s'enlèvent avec un dépilatoire indiqué dans l'*Hygiène du visage et de la peau*. (Voyez cet ouvrage.)

La fraîcheur et la pureté de la peau exi-

(1) Le lecteur trouvera, dans notre *Hygiène alimentaire*, les divers genres d'alimentation propres à engraisser et à dégraisser, c'est-à-dire à augmenter à diminuer le volume du corps sans le moindre vénient pour la santé. Voyez cet ouvrage.

gent des bains fréquents et des lavages journaliers avec de l'eau tiède légèrement aromatisée.

La souplesse et la blancheur s'obtiennent par des onctions de *crème lénitive*, dont on laisse la peau s'imprégner pendant un quart d'heure, ou plus longtemps s'il est nécessaire. On la lave ensuite à l'eau tiède avec la *pâte lénitive* ou le *savon dermophile*. Ce savon, récemment proposé pour remplacer le savon ponce qui rayait les peaux fines, possède les propriétés d'enlever les impuretés, d'entraîner les pellicules épidermiques, d'adoucir la peau et de la rendre unie comme une glace.

Peu de personnes savent bien porter les bras, les unes leur impriment des mouvements roides, brusques, anguleux ; les autres les portent ballants ; celles-ci les tiennent collés contre leur estomac, et celles-là derrière le dos, ce qui ferait croire qu'elles en sont comme embarrassées. Les poses et divers mouvements du bras demandent des exercices et même une étude, pour arriver à les mouvoir avec aisance et à les porter avec grâce. La mauvaise habitude de laisser tomber les bras ballants, provoque la saillie des omoplates et la direction vicieuse des épaules ; le dos s'arrondit, les clavicules sont jetées en avant et la poitrine se resserre. Le seule moyen à opposer à ce grave défaut est d'habituer le sujet à porter les coudes en arrière.

Tels sont, en raccourci, les soins hygiéniques à donner aux bras. Le lecteur trouvera les indications complémentaires dans l'*Hygiène du visage et de la peau*, ainsi que dans l'*Hygiène de la beauté humaine*.

CHAPITRE II

DU TORSE OU BUSTE

POITRINE. — La poitrine se présente comme la région du corps la plus vaste : elle est carrée, large, hérissée de poils, chez l'homme robuste et bien constitué. Plus étroite, chez la femme, offrant moins d'étendue, mais plus attrayante, plus riche de formes, elle exige un certain degré d'embonpoint propre à effacer les saillies et les creux de la charpente osseuse.

Les principaux caractères de la beauté d'une poitrine de femme, sont une peau blanche, lisse et veloutée; un médiocre embonpoint et le développement normal des glandes mammaires, c'est-à-dire ni trop, ni trop peu.

Dans une poitrine large et bien conformée, les organes respiratoires et le cœur sont logés à l'aise et fonctionnent en pleine liberté. Au contraire, dans une poitrine étroite, surtout lorsqu'elle est comprimée par des vêtements, ces organes sont gênés, et leurs fonctions ne s'exécutent plus aussi facilement ; c'est pourquoi il est essentiel de ne jamais comprimer la poitrine et de lui laisser son entière liberté.

PHYSIOGNOMONIE. — La poitrine large, carrée, velue, annonce chez l'homme, la force et la rusticité. — La poitrine étroite dénote un esprit subtil et un penchant à l'amour. Chez la femme, une poitrine large et bien fournie est le signe d'une santé florissante, coïncidant avec un caractère gai et ouvert. Une poitrine étroite, sèche, rentrée, cache des instincts amoureux et jaloux; les poitrines *ailées* font craindre la faiblesse des organes respiratoires et une prédisposition à la phthisie.

Hygiène. — L'hygiène de la poitrine embrasse deux sortes de soins, ceux à donner à la peau et ceux exigés par les seins. La peau de cette région doit toujours être tenue dans un état de stricte propreté, surtout pendant les temps chauds, où l'interstice des seins devient le siége d'une moiteur souvent très-abondante. La poitrine doit être défendue contre les brusques alternatives du froid et du chaud; il faut également la tenir en garde contre toutes les influences qui pourraient nuire au développement, à la beauté, à l'intégrité des organes pectoraux.

Les influences nuisibles se distinguent en générales et en locales. Les premières agissent sur l'organisme entier, telles que les veilles prolongées, les nuits données aux plaisirs ; l'abus du thé, du café, des liqueurs excitantes ; le défaut d'exercice, une vie molle, nonchalante, étiolée ; une alimentation débilitante ; les passions tristes, les maladies de tous genres, etc., etc.

Parmi les causes locales qui tendent, sans cesse, à déformer la poitrine, à s'opposer au développement des seins, à les ramollir, à les faner et à les rendre flasques avant l'âge, on doit citer en première ligne, l'usage du corset, pendant la jeunesse, et les corsages des robes trop étroits ou trop serrés. Les anciennes femmes grecques et romaines, dont l'ample vêtement ne gênait en rien la croissance du corps, possédaient toutes une large poitrine sur laquelle deux charmants organes arrondissaient leurs fermes contours. Aujourd'hui que le costume a changé avec les mœurs, nos jolies femmes, esclaves de modes absurdes, s'emprisonnent la poitrine dans un étui baleiné,

étranglent leur taille, se compriment l'estomac, se rendent vaporeuses, chétives; enfin,
se préparent des couches laborieuses et
souvent mortelles. C'est ce que nous allons
démontrer dans le chapitre suivant.

CHAPITRE III

SECTION PREMIÈRE

§ 1er

DU CORSET

Ce vêtement ridicule, inventé par la coquetterie, pour cacher des défauts, déguiser des difformités, doit être considéré comme très-nuisible au développement de la poitrine ; il est d'autant plus dangereux, d'autant plus meurtrier, qu'il est garni de lames métalliques ou de baleines, et qu'il est plus étroit, plus serré. C'est surtout chez les jeunes filles et les femmes délicates qu'il occasionne des désordres organiques irrémédiables, et qu'il exerce d'affreux ravages; la raison n'a cessé de tonner contre lui, de le proscrire et, par un déplorable aveuglement de l'esprit féminin, la coquetterie l'a toujours maintenu.

ORIGINE DU CORSET. — Le corset moderne, tel que nos dames le portent aujourd'hui, était complétement inconnu aux deux grands peuples de l'antiquité, à qui nous devons notre civilisation : les *Grecs* et les *Romains*. Cependant, les historiens de ces époques nous apprennent que diverses ceintures étaient en usage, parmi les femmes, dans le but de rehausser leurs attraits, et de rendre leurs formes plus séduisantes.

Homère dit que Vénus, parée de sa ceinture, était plus charmante, et que Junon la lui emprunta pour subjuguer le maître des Dieux.

Julius Pollux, qui s'est beaucoup occupé de la toilette des dames de l'antiquité, nous apprend que les dames grecques et romaines possédaient quatre sortes de ceintures.

1° Le *stéthodesmon*, qui s'appliquait à nu sur la poitrine et servait à soutenir les seins volumineux.

2° Le *strophion*, riche ceinture garnie d'or et de pierreries, servant à presser légèrement la taille et à modérer le développement des seins qui avaient une tendance à trop grossir. Aristophane a fait l'éloge de cette ceinture.

3° La *zona* s'appliquait sur le ventre pour le comprimer ou le maintenir.

4° L'*anamaskalis*, bande très-large qu'on enroulait autour de la poitrine. Les femmes affligées d'un excès de développement des seins, cherchaient à aplatir ces organes sous la pression de la bande. Les dames romaines désignaient ces ceintures par les noms de *fascia castula*, etc.

Quoique ces diverses ceintures n'aient aucun rapport avec le corset moderne, on s'aperçoit néanmoins que la coquetterie

féminine courait à la recherche des moyens
d'arrondir la taille, de soutenir la gorge
et de la dissimuler lorsqu'elle était trop
volumineuse; d'aplatir un ventre proémi-
nent; enfin, de cacher les défauts et de
faire ressortir les charmes. Martial, Ovide,
Catulle et Tibulle donnent aux femmes des
conseils pour la pose la plus gracieuse des
ceintures.

Alexis, d'Athènes, oncle du poète Mé-
nandre, nous initie aux secrets des courtisanes grecques, pour déguiser les formes
ou les développer, selon les exigences de la
mode.

Déjà, au temps de Galien, sous Antonin
et Marc-Aurèle, les femmes abusaient des
bandelettes et de la ceinture, ainsi que le
prouve ce passage des écrits du célèbre
médecin :

« La poitrine de l'enfant est souvent
déformée par l'ignorance de la nourrice qui

applique mal les bandelettes. C'est particulièrement sur les jeunes filles que nous
apercevons les pernicieux effets de la ceinture. Dans le but d'augmenter la force des
hanches, on serre violemment la base de
la poitrine, et, comme la pression est toujours inégale, il en résulte des déviations,
des gibbosités. Il arrive, parfois, que le
dos est presque brisé, le tronc est entraîné
de côté; une épaule se soulève tandis que
l'autre s'abaisse. »

Tacite rapporte que les bandelettes et
ceintures, inconnues aux Gauloises, péné-
trèrent dans leur pays avec la conquête
des Romains. Les Gaulois, asservis, con-
servèrent le costume gallo-romain jusqu'au
temps de Charlemagne. A cette époque
seulement, le costume se modifia et prit
une forme nationale.

Herbé, auteur d'un ouvrage sur les cos-
tumes français, nous apprend que, sous

Charlemagne, la robe des femmes était si collante, que les seins et toutes les formes se dessinaient vigoureusement en relief. Ce costume, malgré les révolutions et les changements de dynastie, traversa une série de siècles, sans éprouver de changements trop notables.

Sous Louis XI, la mode des robes collantes se trouvait encore tellement enracinée, qu'on cousait les corsages sur le corps même de la personne, pour qu'ils fussent plus étroits. Jusqu'ici, point de baleines, point de lame ou tige métallique.

La reine Jeanne de Bourbon, femme de Charles V, inventa une mantille descendant sur la taille et garnie, sur le devant, d'un busc enfermé dans un galon d'or. Ce busc, très-résistant, s'appliquait sur la poitrine et la divisait en deux parties égales.

Isabeau de Bavière imagina, la première, les corsages baleinés et les fit adopter aux dames de sa cour, comme moyen de soutenir leur corps ruiné par les excès. Catherine de Médicis en étendit la mode en France, et toutes les dames emprisonnèrent leur poitrine dans un étui si rigide, qu'elles pouvaient à peine respirer. Ces *corps baleinés*, auxquels on faisait, de temps en temps, quelques légères modifications, restèrent près de quatre cents ans comme pièce indispensable de l'habillement. Il fallut toutes les lumières du xviiiᵉ siècle, et la grande Révolution de 1789, pour ouvrir les yeux aux femmes et leur faire abandonner leur cuirasse de baleines.

Cédant à l'empire de la raison, les femmes comprirent enfin le ridicule des formes factices, rejetèrent le corset, et, se rapprochant du vêtement grec, s'offrirent dans toute la grâce et l'élégance de leur beauté naturelle. Mais hélas ! ce retour à la raison ne fut pas de longue durée :

vers 1810, le corset comprima, de nouveau, le sein aplati de quelques dames,
et les hommes furent assez sots, assez
barbares pour trouver *charmante*, une
femme corsetée, roide et guindée. De ce
moment, pour plaire aux hommes, toutes
les femmes acceptèrent le corset, et ce fut,
parmi elles, à qui se serrerait le plus, à
qui s'enfoncerait les côtes, se déformerait
la poitrine, à qui se suiciderait le plus
vite. Ordinairement, chez les Françaises,
les modes n'ont que quelques mois, elles
passent pour être remplacées par d'autres;
la mode du corset, faisant seule exception,
subsiste depuis quarante ans avec une té-
nacité inouïe; de telle sorte qu'aujour-
d'hui, d'une jeune fille qui serait devenue
une belle et superbe femme, le corset a
fait une poupée décolorée, sans grâces, ni
forces, ni santé; d'une femme qui promet-
tait une mère féconde, le corset a fait une
guêpe essoufflée au moindre mouvement,

une créature débile, étiolée, qui n'a pas de sein à donner à son chétif enfant.

SECTION II

Le corset peut-il être considéré comme auxiliaire de la beauté ?

Si l'on peut définir la beauté : l'accord parfait d'un tout avec ses parties et des parties avec le tout, la femme réellement belle, ne le sera plus lorsqu'elle aura la taille étranglée comme une fusée volante; parce que cet étranglement rompt les contours harmonieux et les lignes correctes qui constituent la beauté du corps humain. Le corset ne peut convenir qu'aux femmes affligées d'imperfections ou de difformités de la taille, afin de les déguiser sous ce vêtement. Pour les femmes bien faites, le corset est une insulte à la nature, à la beauté; car, loin de servir les attraits d'une taille souple, il la roidit

au contraire et la prive de grâce. En-
fermez dans un corset la divine taille de
la Vénus de Médicis, l'admirable perfection de ce beau corps disparaîtra, et
vous n'aurez plus qu'une forme grotesque.
Enfin, si la grâce réside dans la souplesse
et la facilité des mouvements, jamais une
femme serrée dans un étroit corset ne
sera gracieuse, parce qu'elle ne pourra se
baisser, se pencher, se mouvoir comme une
femme dont la taille est libre de toute
entrave ; l'une paraîtra guindée dans ses
actions, tandis que l'autre brillera par l'élégance et la légèreté de ses mouvements.

Pauvres victimes du corset, qui croyez
être plus séduisantes avec une taille étranglée, transportez-vous dans nos musées et
jetez les yeux sur les statues de Vénus, de
Diane ou de Niobé, si ravissantes de formes, si harmonieuses de proportions et de
contours ; examinez, ô femmes ! ces charmants modèles de la beauté que tout le

monde admire, et vous resterez convain-
cues désormais, qu'une taille propor-
tionnée aux autres parties du corps est
une perfection ; qu'une taille trop mince,
n'est, au contraire, qu'une difformité.

Inconvénients du corset. — Pour que
nos lectrices puissent bien saisir les inconvénients du corset et se rendre compte
de ses dangers, nous les prierons de jeter
les yeux sur les figures suivantes :

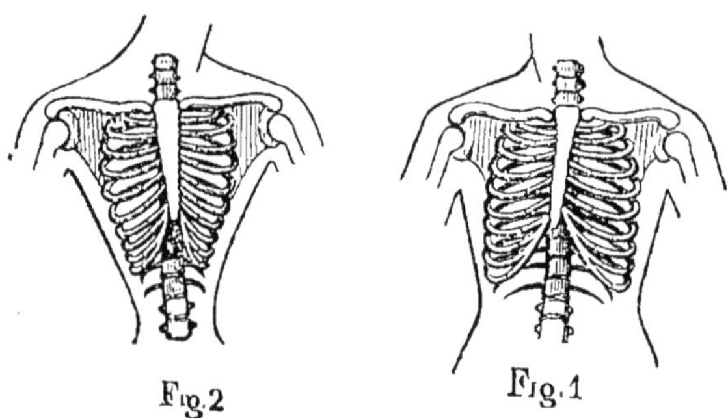

La figure 1 représente la charpente osseuse d'une poitrine parfaitement conformée, celle de la Vénus de Médicis. Le
sommet de la poitrine est beaucoup plus

étroit que la base, dont les dernières côtes vont en s'élargissant de manière à donner au ventre l'amplitude qui lui est nécessaire pour loger les importants organes de la disgestion et de la génération. Le cœur et les poumons fonctionnaient librement dans cette large et belle poitrine qui eût pour modèle une des beautés les plus célèbres de l'antiquité.

La figure 2 représente la carcasse d'une femme à taille de guêpe, morte poitrinaire à 25 ans, par suite de la compression du corset busqué et baleiné. Cette figure montre une interversion de la conformation pectorale, c'est-à-dire la base de la poitrine plus étroite que le sommet. La compression du corset a changé la direction naturelle des côtes, les a resserrées et enfoncées ; elle a aussi considérablement diminué les deux diamètres de la poitrine ainsi que l'espace triangulaire, vulgairement appelé creux de l'estomac. Les pou-

mons, le cœur, le foie et l'estomac ont été
fortement comprimés et refoulés, d'où il
est résulté une grande gêné dans l'exercice des fonctions circulatoires et pulmo-
naires ; enfin, tous ces désordres ont
donné lieu à une grave maladie de poitrine à laquelle a succombé cette pauvre
victime du corset.

Et ce n'est pas seulement sur le système
osseux que le corset exerce sa pernicieuse
influence ; il gêne considérablement la respiration et la digestion ; il rend imparfaite
la nutrition en ne permettant point à l'estomac de recevoir la quantité d'aliments
nécessaire ; il prive de leurs mouvements
les muscles pectoraux et lombaires. Ainsi
qu'un appareil à fracture atrophie les
muscles d'une jambe condamnée au repos,
de même le corset amincit et affaiblit les
muscles du dos, au point qu'une femme
habituée au corset, ne sait plus se tenir
dès qu'elle l'a quitté ; elle se trouve mal

à l'aise, parce que les muscles destinés à maintenir verticalement la colonne vertébrale n'ont plus la force nécessaire.

Il reste donc démontré que la compression du corset nuit à la liberté des quatre plus importantes fonctions de l'économie : la respiration, la circulation, la digestion et la nutrition. Or, l'obstacle, apporté au libre exercice de ces fonctions, doit nécessairement occasionner de graves désordres, tels que : — stase du sang dans les poumons et le foie, suffocations, crachements de sang, phthisie, palpitations, défaillances, anévrisme, engorgement des viscères abdominaux, engourdissement des membres supérieurs, suite de la compression du plexus nerveux brachial; céphalalgie, quelquefois apoplexie; digestions difficiles, imparfaites; gastralgies, pâles couleurs, hystérie, irrégularité ou suspension du flux menstruel, flueurs blanches, vomissements, maladies de la matrice, etc., etc. ; et, pour la femme enceinte, une grossesse pénible, l'avortement, un accouchement laborieux, pendant lequel sa vie est menacée ; des douleurs atroces durant le travail de la parturition, et le plus souvent, un enfant chétif ou contrefait, offrant des taches ou des excroissances cutanées, que le vulgaire attribue à l'imagination de la mère (1). On comprend facilement que si la belle venue, la force et la santé d'un enfant, dépendent de ce que rien n'a contrarié son développement pendant la vie intra-utérine, une femme à taille mince, à ventre plat,

(1) On trouve dans l'*Hygiène du Mariage*, 60ᵉ édition, l'explication physiologique des taches et difformités dont l'enfant est affecté pendant sa vie intra-utérine et qu'on attribue faussement aux envies ou à l'imagination de la mère. Ce curieux ouvrage, dont plus de soixante mille exemplaires ont été enlevés en quelques années, résume tous les mystérieux phénomènes de la génération et indique aux personnes mariées le plan de conduite à suivre pour obtenir de beaux enfants et prolonger, autant que possible, leurs facultés viriles.

épuisée, contusionnée par un corset, ne saurait donner le jour à un être bien fait et vigoureux. Enfin, le corset s'oppose au développement des glandes mammaires et à la sortie du mamelon ; il détruit la fermeté de ces organes, les aplatit, les rend mous et flasques avant l'âge, et l'on peut dire qu'il hâte la vieillesse de la femme en dégradant les ressorts de la vie.

M. Serres, professeur *d'anthropologie* au Muséum d'histoire naturelle, a dernièrement fait entendre ces graves paroles : « Le corset refoule la masse intestinale en bas ; *l'utérus*, organe flottant, est lui-même refoulé par les intestins et sans cesse déplacé. De là, les affections terribles de cet organe, si fréquentes à Paris, que bientôt les médecins n'y pourront plus suffire. — Vous voyez, Messieurs, l'usage du corset n'est pas seulement funeste à celle qui le porte ; si nous n'y prenons garde, il atteindra la race : car cette mode ridicule et meurtrière s'attaque à la source même de la vie et tend à l'altérer. »

Il est une erreur grave, accréditée parmi la plupart des mères ; erreur qui leur fait considérer le corset comme un excellent moyen de corriger les défauts de taille et de maintien de leurs filles ; elles n'ont rien de plus empressé que d'appliquer cette camisole de force à ces frêles créatures, dont le buste dévie de sa rectitude normale, c'est-à-dire penche en avant, en arrière, à droite ou à gauche. Cette erreur des mères contribue beaucoup à augmenter le défaut ou la difformité qu'elles cherchent à combattre, et voici comment : Chez les jeunes personnes d'une constitution délicate, le corset exerce une compression souvent intolérable, sur telle ou telle partie du buste; alors, la jeune fille cherche à éviter la douleur en cédant à l'action du corset; or, cette douleur étant permanente, comme la compression qui la cause, il s'ensuit que le moyen, employé par la jeune fille pour l'éviter, est également permanent ; la conséquence de cet état de choses est le résultat opposé à celui qu'on attendait ; la déviation qu'on voulait redresser par le corset s'aggrave au lieu de diminuer ; et le défaut ou vice de maintien devient une habitude qui s'enracine chaque jour et finit par être incorrigible.

Un autre inconvénient du corset, chez les jeunes filles, est celui de leur faire perdre le goût de jouer, de courir, de folâtrer comme il convient à leur âge ; la camisole de force qui les comprime, leur rend difficiles et même pénibles les jeux qui exigent une locomotion rapide et la souplesse du corps : alors, leur santé languit et leur fraîcheur se fane. Le soir on les retire de leur étui pour les y remettre le lendemain. Pauvres enfants !... Et c'est pour vous rendre plus attrayantes que vos mères aveuglées vous torturent de la sorte... O.

lumières de l'hygiène! vous avez proscrit le maillot, quand donc ferez-vous justice du corset?

Sans énumérer davantage les tristes résultats de la compression du corset, nous répéterons avec les médecins de tous les pays que les corsets baleinés et busqués sont un des plus dangereux ennemis de la santé, de la beauté, et qu'une foule de difformités, de maladies et de morts prématurées ne reconnaissent point d'autre cause. Puisse le tableau suivant, dressé par un médecin célèbre, faire ouvrir les yeux aux mères aveugles qui, dans l'espoir de former une taille élégante à leurs filles, les enferment, des l'âge de sept à dix ans, dans un corset inflexible. Ce tableau est la moyenne de quarante années d'observations : sur cent jeunes filles assujéties au corset :

— 25 succombent à des maladies de poitrine;

— 15 meurent à la suite du premier accouchement;

— 15 restent infirmes après l'accouchement;

— 15 deviennent difformes;

— 30 seulement résistent, mais sont, tôt
  ou tard, affligées d'indispositions
  plus ou moins graves.

Cette statistique des dangers du corset ne devrait-elle pas servir d'antidote contre la mode contagieuse du corset?

Du reste, les femmes savent très-bien que le corset leur est nuisible; ce qui le prouve c'est, par exemple, lorsque, en société, une dame se trouve mal; alors, toutes les dames présentes de s'écrier :

Délacez-la, vite; délacez-la !

On coupe le lacet, et aussitôt l'air se précipite dans le poumon de l'évanouie qui revient à elle, après quelques aspirations d'air vivifiant; mais la leçon ne profitera nullement à cette pauvre victime, car elle se serrera aussi fort le lendemain. — Dites à cette autre dame, d'une pâleur extrême et sur le point de se trouver mal, que son corset la gêne? elle vous répondra soudain par une négation.

Oh ! si les femmes de bon sens se donnaient la peine de mesurer le diamètre de leur corset, et puis de comparer cette mesure à la circonférence de leur taille, elles resteraient stupéfaites de l'énorme différence qui existe entre ces deux mesures, et, de ce moment, abandonneraient ou modifieraient cet absurde vêtement, car le bon sens fait taire la coquetterie lorsqu'il s'agit de la santé.

Nous relaterons ici quelques anecdotes comme preuve des dangers du corset, et de l'erreur des femmes qui le considèrent comme indispensable à l'effet de leurs charmes.

L'empereur Joseph II, effrayé des profondes atteintes que le corset portait à la santé des femmes de ses États, lança une proscription contre ce vêtement pernicieux; et, pour en dégoûter les dames, il ordonna que les femmes, condamnées à des peines corporelles, le porteraient comme marque d'infamie. Cette proscription n'empêcha pas le corset de reparaître au bout de quelque temps.

En 1812, époque où la mode du corset se propageait dans l'empire, Napoléon s'entretenant avec Corvisart, son médecin, disait : « Ce vêtement d'une coquetterie de mauvais goût, qui meurtrit les femmes et maltraite leur progéniture, m'annonce que l'esprit belliqueux se perd en France et me fait pressentir une décadence prochaine. »

Louis XVIII disait à madame du Cayla :
— « Vous seriez la plus jolie femme de mon royaume si, méprisant une mode absurde, vous abandonniez cet affreux corset qui enlaidit la nature. »

Lorsqu'on demandait à Mme Tallien quel était son secret pour s'être conservée si fraîche et si belle, dans un âge avancé ; elle répondait : — « Je n'ai jamais porté de corset. »

Charles X répétait souvent à ses intimes : — « Il n'était pas rare autrefois de trouver à la cour de France des Vénus, des Dianes, des Niobés ; aujourd'hui on n'y voit plus que des guêpes. »

Madame la comtesse de***, en l'absence de son mari, général à l'armée d'Afrique, avait arrangé le mariage de son fils avec la fille de la duchesse de***. De retour à Paris, lorsque le général eut jeté les yeux sur la femme qu'on avait choisie pour son fils, il refusa net en disant à sa femme : « Vous savez, Madame, que depuis 500 ans notre famille honore son pays par les hommes qu'elle lui fournit ; Mme de ***, plus frêle qu'un roseau, qui n'a ni flancs ni poitrine, ne saurait perpétuer ma race. Je marierai mon fils à une femme robuste, qui n'aura jamais eu la taille déformée par un corset. »

Le savant Cuvier conduisait une jeune dame, pâle et chétive, dans les serres du Jardin des Plantes. La dame s'étant arrêtée pour admirer une fleur au port gracieux, aux brillantes couleurs, le savant lui dit : « Naguère, vous ressembliez à cette fleur, et demain cette fleur vous ressemblera. » Le lendemain Cuvier ramena la dame qui poussa un cri de douleur en voyant la jolie fleur, courbée, pâle et languissante ; elle en demanda la cause à l'illustre professeur qui lui répondit : « Madame, cette fleur est votre image ; comme vous, elle languit sous une cruelle étreinte ; » et il lui montra une ligature qu'on avait pratiquée la veille sur la tige de la fleur. « Vous vous fanerez de même, ajouta-t-il, sous l'affreuse compression de votre corset, et vous perdrez peu à peu les charmes de votre jeunesse, si vous n'avez assez d'empire sur vous-même pour abandonner ce dangereux vêtement. » — La jeune dame suivit le conseil du grand naturaliste et revint bientôt à la santé.

L'illustre Percy disait aux dames de sa connaissance que ces mots inscrits sur une foule de magasins : *Fabrique de Corsets,* équivalaient, pour lui, à ceux-ci : *Fabrique de Poisons.*

« Que de maux dans un corset ! s'écriait l'éminent professeur Delpech ; que de morts prématurées dont il est la seule cause ! »

Reveillé-Parise a dit, avec raison : — « Si, par un caprice de la mode, le corset venait tout à coup à être proscrit, combien les femmes se trouveraient heureuses ! et si, ensuite, on leur infligeait, comme punition, le port d'un corset, comme on inflige la cangue aux Chinois, alors elles jetteraient de hauts cris et se révolteraient contre la barbarie du supplice. »

Kératry, dans son excellent ouvrage *du*

Sublime et du Beau, rapporte qu'étant, un jour, dans l'atelier de Prud'hon, à admirer une Vénus au bain, il lui demanda si le modèle vivant se trouvait à Paris. Le grand peintre lui répondit négativement et déplora l'indigence des ressources que la capitale offrait en ce genre. Selon lui, les femmes de la capitale ne manquent ni de *morbidesse,* ni de correction dans la partie inférieure du corps : les pieds, les jambes, les cuisses et les hanches sont d'une proportion agréable, tandis que, chez presque toutes, la poitrine et la taille sont défectueuses. L'habile artiste crut devoir attribuer cette imperfection à l'usage du corset ; et il avait parfaitement raison.

Le docteur Alibert se trouvait à une brillante soirée de la cour, où toutes les dames semblaient s'être défiées à qui s'étranglerait le plus étroitement la taille. Quelques jeunes hommes qui n'avaient cessé de complimenter ces dames sur l'in-

appréciable finesse de leur taille, s'ap-
prochèrent du célèbre médecin et lui di-
rent : — « Docteur, vous paraissez triste,
d'honneur ! votre figure soucieuse est un
contre-sens au milieu d'une réunion si
brillante de toilettes et de jolies femmes ;
à quoi pensez-vous donc ?

— C'est vrai, je suis profondément
triste ; mais pourrait-il en être autrement,
lorsque je vois l'élite des hommes de la
capitale provoquer, en riant, les femmes
au suicide ?

— Au suicide ! répétèrent-ils, stupéfaits,
en regardant le docteur qui continua :

— Hélas ! Messieurs, vous qui ne voyez
que joie et rire sur les lèvres de ces jolies
dames, vous ignorez ce que souffrent leurs
nerfs délicats de la compression du corset ;
vous ignorez quelles tortures elles endu-
rent dans cette machine infernale. En les
complimentant sur la finesse de leur taille,
vous les excitez à se serrer encore da-

vantage, et, par conséquent, à détériorer leurs organes, à se rendre difformes, infirmes, en un mot, à se suicider lentement ; puis, lorsque vous choisissez une épouse parmi elles, vous êtes désolés de ne trouver qu'un corps affaibli, sans vigueur, sujet à mille indispositions, etc., et vous voulez que ces tristes réflexions ne se peignent point en plis soucieux sur mon front ? Peut-être, même, que tout à l'heure, plusieurs de ces jeunes élégantes, qui n'ont point mangé pour se serrer davantage et vous plaire, se trouveront mal... »

Le docteur achevait à peine ces derniers mots que deux dames poussèrent un faible gémissement, à quelques pas de là, et tombèrent évanouies sur le parquet. Alibert s'élança pour leur porter secours ; le lacet du corset fut coupé d'un coup de ciseau et ces pauvres victimes de la coquetterie rouvrirent aussitôt les yeux.

Les interlocuteurs avouèrent que le médecin du roi avait parfaitement raison.

Il résulte de ce que nous venons de dire, que ce n'est point la mode qui force les femmes à s'emprisonner dans un corset ; car la mode change tous les jours, et le corset, hormis quelques légères modifications, est resté le même, quant à sa forme et à son but. Nous pensons absolument comme l'auteur de la *Physiologie des Passions* : c'est aux hommes qu'il faut attribuer cette persistance du corset, dans un pays où les variations de la mode sont si rapides ; non aux hommes de bon sens, mais à ceux qui font entendre incessamment cette sotte et banale exclamation :

— *Oh ! la jolie taille, la taille mignonne et séduisante ; on l'enfermerait dans les deux mains : j'en suis amoureux fou...*, et autres pauvretés semblables. Or, puisqu'il est dans la nature de la femme d'aimer à plaire, il s'ensuit que les femmes qui entendent chaque jour les hommages adressés à une taille fine, se serrent, se compriment à se briser les côtes, à s'étouffer, pour qu'on leur adresse la même louange.

Du jour où les hommes trouveront laide une taille fine, et monstrueuse une taille étranglée, les corsets tomberont; les femmes respireront à l'aise, jouiront d'une meilleure santé et feront de plus beaux enfants.

SECTION III

§ I

LE CORSET PEUT-IL FAVORISER L'ÉLÉGANCE DE LA TAILLE? PEUT-IL DONNER DES GRACES AU MAINTIEN ET AUX DIVERSES MOUVEMENTS DU CORPS? ENFIN, PEUT-IL RENDRE LA FEMME PLUS SÉDUISANTE?

Évidemment, non. Nous venons de voir que, loin de redresser les défauts de rectitude et de direction, le corset ne faisait que les accroître ; que, loin de favoriser les formes, il en arrêtait le développement, qu'il gênait la liberté des mouvements et rendait la femme guindée, roide, sans grâces ; et cependant, malgré ces nombreux inconvénients, le préjugé a fait, du corset, la base indispensable de la toilette. Une femme n'oserait se présenter en société sans corset, car l'on chuchote contre celles qui sont assez sages pour s'en affranchir. Les femmes à corset trouvent mal faites celles qui n'en portent point. En revanche, les femmes de bon sens qui ont proscrit de leurs familles ce vêtement meurtrier, trouvent difformes celles qui en font usage. Tant il est vrai que chez les peuples civilisés, il se glisse des modes jurant contre le bon goût, et que la beauté conventionnelle est presque toujours en opposition avec la beauté réelle.

Vous riez, mesdames les Françaises, de la coutume qui oblige la Chinoise à se dé-

former les pieds, qui force l'Indienne à se
percer la cloison du nez pour y suspendre
un anneau ; vous vous moquez du large
bracelet que la Bédouine porte au bas de
la jambe ; vous trouvez hideuses les longues oreilles qu'allongent incessamment
d'énormes pendants d'oreilles ; vous chu-
chotez malicieusement contre la large taille
de la femme turque et mauresque ; mais
savez-vous ce que les femmes de ces
nations pensent d'une Française, étranglée
par un corset ? A coup sûr, elles vous
rendent largement vos épigrammes, vos
rires et vos dédains moqueurs. Écoutez ce
que dit lady Morgan à ce sujet :

« Pendant mon séjour à Constantinople,
j'aimais à prendre des bains orientaux en
société des femmes d'Osman-Pacha. Le
harem de ce riche seigneur se composait
de trente femmes, toutes Grecques, Cir-
cassiennes ou Mingreliennes, et d'une
beauté physique remarquable. Chaque fois

que j'entrais au bain, je ne me lassais d'admirer ces beaux corps, dont les riches contours se développaient sans liens ni entraves. L'étonnement de ces femmes, à la vue d'une Européenne, leurs jeux, leurs agaceries, leur toilette, m'amusaient beaucoup.

« La femme d'un consul, délicate Parisienne à taille de guêpe, à qui je parlai du bain et des baigneuses, me pria instamment de la conduire au *Hammam* (bain turc), ce qui eut lieu le lendemain. La mésaventure qui lui arriva me fit rire à perdre haleine, et fixa désormais mon opinion sur le corset.

« Lorsque la jeune Française entra au bain, toutes les femmes du harem l'entourèrent, c'était à qui la regarderait, la toucherait, lui adresserait des questions qu'elle ne comprenait point. On se mit en devoir de la déshabiller, et, à chaque pièce du vêtement qu'on enlevait, les femmes en examinaient le tissu, la forme, le travail, et se parlaient entre elles. Lorsqu'on fut arrivé au corset, toutes s'éloignèrent précipitamment et comme effrayées.

— « Est-ce que votre amie est une femme? demandèrent-elles.

— « En douteriez-vous? répondis-je.

— « Mais elle n'a ni flancs, ni poitrine, parties les plus saillantes de notre sexe.

— « C'est cependant bien une femme, et réputée jolie dans son pays.

— « Mais, alors, son corps cache quelque infirmité, ajoutèrent-elles, un peu rassurées; votre amie a eu, sans doute, les reins brisés et les côtes enfoncées pour qu'on l'ait enfermée dans cet étroit bandage; chez nous on bande ainsi les bras et les jambes cassés.

— « Vous n'y êtes point, mes amies, leur répondis-je, ce que vous appelez un bandage est un élégant corset, que les femmes

du pays de Madame portent, dès le bas-
âge, pour se rendre la taille mince ; car
dans son pays, une taille mince passe
pour une grande beauté.

— « Oh ! nous voulons voir cela, s'écriè-
rent toutes les baigneuses ensemble, et
aussitôt elles délacèrent la jeune étrangère
qui voulut vainement s'y opposer. Lorsqu'elle fut entièrement dépouillée, elles se
mirent toutes à la regarder et à rire aux
éclats en voyant une poitrine plate, étranglée à sa base et de grosses hanches qui
rendaient cet étranglement encore plus
frappant pour ne pas dire affreux.

« A dire vrai, en comparant le corps de
l'Européenne à celui des Orientales, je ne
pus m'empêcher de penser que la compa-
raison n'était pas du tout à l'avantage de
la première. La pauvre Parisienne fut tellement mortifiée des rires moqueurs dont
elle était l'objet, qu'elle ne put retenir une
larme et jura que, de sa vie, on ne la re-

prendrait dans un bain d'odalisques » (1).

Ainsi donc, les grâces ne se logent point dans un corset ; il serait dérisoire de dire qu'une femme, ayant la taille étranglée, la poitrine resserrée et le ventre meurtri par une lame de fer, puisse être gracieuse ; car tous ses mouvements se ressentent de la gêne qu'éprouvent ses organes refoulés. L'élégance de la taille est dans sa souplesse, dans ses justes proportions avec le bassin et les épaules ; dans ses contours moelleux et ses lignes correctes, mais non dans le brusque étranglement que lui fait subir un corset. Une taille mince, posée sur un large bassin, est une monstruosité. Les attitudes et divers mouvements du corps, pour être gracieux, exigent une grande facilité dans le jeu des muscles et

(1) Voyez la curieuse description d'un *Bain de femmes Turques* dans notre HYGIÈNE DES BAIGNEURS. On trouve dans cet ouvrage la description et la composition de toutes les espèces de bains. C'est le véritable *guide des Baigneurs*.

des articulations, tandis que le corset détruit toute liberté. Considérez le groupe des trois Grâces, c'est autant par leurs poses ravissantes que par la suavité de leurs formes qu'elles enchantent nos yeux et commandent à notre admiration ; adaptez un corset à ces corps dont la beauté réside dans l'harmonie des proportions, tout le charme est détruit. O femmes ! prenez-les donc pour modèles et l'empire des cœurs vous est assuré.

§ II

Le corset peut-il être opposé à certaines déviations et difformités ?

Une grande variété de corsets mécaniques, plus ou moins ingénieux, ont été inventés pour remédier aux difformités de la taille et aux déviations de l'épine dorsale. Plusieurs médecins orthopédistes se sont occupés de cette importante question, et chacun d'eux prétend réussir au moyen de l'appareil dont il est l'inventeur. Plusieurs médecins éclairés, MM. J. Guérin et Tavernier, directeurs d'établissements orthopédiques, à Paris, ont acquis dans cette spécialité, une juste renommée.

D'un autre côté, d'habiles gymnasiarques, parmi lesquels nous citerons MM. Paz, Pinette et Clias, prétendent, avec raison, peut-être, que l'application continue de tout appareil mécanique, sur une surface du corps, est nuisible au libre développement des fonctions organiques. Selon eux, une gymnastique musculaire bien entendue, bien dirigée, est le seul moyen rationnel à opposer aux déviations de la charpente osseuse, par la raison que la gymnastique, unie à une alimentation spéciale, transforme la constitution de l'individu en opérant une égale répartition des forces vitales sur tous les points de l'économie. Pour ne point entrer dans les détails qu'exigerait la question de prééminence d'une de ces méthodes sur l'autre, nous renvoyons le lecteur à notre *Hygiène et perfectionnement de la Beauté humaine* (4me édition), où cette question est amplement discutée.

SECTION IV

Existe-t-il un âge et certaines conditions de tempérament et d'embonpoint qui réclament l'usage du Corset?

Nous le répéterons encore, la femme bien taillée qui s'emprisonne dans un corset fait une insulte à la nature; elle détruit peu à peu l'élégance de ses formes et la grâce de ses mouvements. La femme qui veut, au moyen d'un corset, arrêter un développement d'embonpoint, se prépare des maux affreux et quelquefois une mort prématurée.

A cette époque de la vie où la femme n'est ni jeune ni vieille, un développement d'embonpoint vient changer le genre de sa beauté. Ses reliefs sont plus fortement prononcés, les lignes et contours plus largement dessinés ; il y a abondance de tissu graisseux ; poitrine, taille, membres, tout est potelé. Alors, déplorablement égarée sur le caractère de la beauté de son âge, la femme se serre, se comprime de plus en plus dans l'étau d'un corset, afin de cacher ses formes luxuriantes, et se suicide lentement. En voyant les précautions que prennent les femmes et les tortures inouïes qu'elles subissent pour cacher un embonpoint naissant, on croirait que la gracilité ou maigreur est une qualité, que l'embonpoint est un énorme défaut ? Elles se trompent singulièrement, car l'opinion des hommes est tout à fait contraire : à preuve, c'est qu'un femme sèche et maigre est fort peu goûtée, tandis qu'une femme potelée se voit, chaque jour, entourée d'adorateurs. Un satirique, très-bon juge en cette matière, appliquait ces mots à beaucoup de femmes du monde : *Trop d'esprit et pas assez de chair*.

Pour mieux démontrer l'incroyable puissance de la mode du corset et son effrayante propagation au sein des nations civilisées, nous ferons observer que, dans la seule ville de Paris, le nombre des corsetières s'élève au chiffre approximatif de 3,722. Chaque ouvrière confectionnant un corset en deux jours, terme moyen, il en résulte que le travail de toutes ces ouvrières fournit, par an, à la consommation, 677,404 corsets ! Pour peu que, dans chacun de nos départements, il existe seulement 50 corsetières travaillant comme celles de Paris, et c'est peu dire, le chiffre des corsets fabriqués en France s'élèvera, chaque année, à un million et demi ! Comme on le voit, le chiffre des victimes est énorme ; et ce ne sont ni les souffrances, ni les maladies affreuses, ni les morts prématurées, ni la raison de l'âge mûr qui peuvent diminuer le nombre toujours croissant des victimes; il n'y a qu'une mode contraire qui puisse soustraire les femmes à cette tyrannie homicide.

Nous persistons dans cette pensée de tous les hommes de sens et de goût, que l'embonpoint modéré, chez les femmes de trente ans, est une qualité et non un défaut. L'embonpoint fait ressortir plusieurs beautés qui, sans lui, resteraient élémentaires : la fraîcheur et la blancheur de la peau, son poli, sa souplesse et son élasticité ; contours suaves, formes luxuriantes, etc., etc., et c'est alors le cas de dire que la femme qui quitte la jeunesse pour entrer dans l'âge mûr ou seconde jeunesse, ne fait que passer d'un trône sur un autre.

Enfin, si dans quelques cas de difformités incurables, d'excès de forme ou d'obésité, le corset peut trouver son application, il doit toujours être hygiénique, c'est-à-dire

ne jamais contrarier les lois physiologiques. Les femmes devraient bien se pénétrer qu'un corset ne peut rien contre une
obésité commençante ; en pareil cas, c'est
au médecin qu'il faut s'adresser et non à
des corsetières ignorantes.

Dans plusieurs villes de province, où la
mode exerce une tyrannie moins cruelle que
dans la capitale, les dames portent une espèce de corset de bazin, dépourvu de busc
et de baleines ; ce corset soutient mollement la gorge et le ventre, il ne gêne en
rien les mouvements de la taille et se prête
à toutes les inflexions du torse.

De retour de son voyage dans l'Inde,
M. de Jouy racontait aux dames parisiennes
que les Bayadères se servent d'un corset à
la fois élégant et commode. Ce vêtement
hygiénique a la propriété de conserver aux
seins leur forme sphérique, leur fermeté et
leur fraîcheur. Chaque sein est enfermé
dans un étui fait d'une écorce couleur de

chair, très-douce au toucher, jouissant de l'élasticité convenable pour maintenir les seins dans leur position horizontale et empêcher que leur poids les fasse tomber. Tel est le corset au moyen duquel les charmantes Bayadères conservent·la beauté de ces organes qui se fanent si vite sous ces climats énervants.

Mais, hâtons-nous de le dire, il n'y a que les corsetières de mauvais goût qui exposent à leur étalage ces corsets étranglés, inflexibles, vraies machines à torture ; les modistes de bons sens, témoins des résultats meurtriers du corset baleiné et busqué, lui ont substitué le corset élastique, dont l'usage offre beaucoup moins d'inconvénient.

Cependant il restait encore à perfectionner ce vêtement que beaucoup de femmes s'obstinent à regarder comme la base de leur toilette, et ce perfectionnement a été apporté par Mlle Piérine, dont la fabrication est de beaucoup supérieure à celle de toutes les industrielles en ce genre. Mlle Piérine fabrique ses corsets d'après les règles de l'art, éclairée par des notions d'anatomie et de physiologie.

Des médecins, appelés à examiner ces corsets, ont été unanimes sur la beauté du travail et sur les difficultés vaincues; après un scrupuleux examen de la coupe, du tissu et des matières qui entrent dans leur composition ils leur ont donné le nom de *corsets hygiéniques*, dont voici les conditions :

Le corset hygiénique doit être exempt de toute lame et de tout corps dur capable d'exercer une compression sur les parois de la poitrine, surtout à la partie correspondant à l'estomac, compression toujours dangereuse au développement, aux fonctions et à la beauté des organes mammaires. Le corset doit être fait d'un tissu élastique, ayant la propriété de bien embrasser la taille, d'exercer une pression douce, uniforme, sur toute la surface du buste, de se prêter aux mouvements inspirateurs des poumons et à tous les autres mouvements du corps, sans jamais leur opposer la moindre résistance. Le corset, pour les personnes grasses, a pour unique objet de maintenir le surcroît de formes, tendant à se développer outre mesure, et de contenir la protubérance abdominale. Le corset qui remplit ces conditions mérite, en effet, le nom de *corset hygiénique* et devrait être adopté par toutes les femmes de cette catégorie.

Aujourd'hui que l'esprit féminin possède des idées plus nettes sur les vrais principes de la beauté, le nombre des femmes de mauvais goût qui s'étranglent la taille et déforment leur poitrine, diminue de jour en jour. Les justes appréciateurs des formes élégantes ont, depuis longtemps, fait justice de ces ridicules tailles de guêpe.

Telle est l'histoire physiologique du corset, que nous avons rapidement tracée, dans le but d'inspirer aux femmes une invincible aversion pour tout ce qui peut nuire à leur santé et à leurs charmes. Puissent les faits consignés dans ce chapitre attirer leur attention et les rendre plus sages dans le choix et la pose d'un corset.

CHAPITRE IV

ORGANES MAMMAIRES (Seins)

C'est sur la poitrine des femmes que naissent et s'arrondissent ces charmants organes où l'enfant puise la vie ; c'est à leur fraîcheur et à la fermeté de leurs contours qu'est due la magique influence qu'ils exercent sur l'œil le plus indifférent. Mais toutes les poitrines n'offrent pas ces organes avec la délicatesse de formes et de tissu qui excitent l'admiration : les unes n'en présentent que les rudiments ; sur les autres, au contraire, ils se développent outre mesure et atteignent quelquefois de monstrueuses dimensions.

Pour réunir les conditions de la beauté exigées, les seins occuperont, sur la poitrine, une ligne horizontale parfaite ; ils s'élanceront d'une large base et, resserrant insensiblement leurs lignes sphériques, iront s'arrondir en un cône surmonté d'un rose mamelon. (Les seins ronds comme une boule sont défectueux.) De plus, il devront offrir une harmonie parfaite de proportions, se tenir fermes naturellement et posséder cette résistance élastique, ce velouté, cette blancheur de peau, dernier terme de la perfection.

Mais nous avons vu que ces qualités ne se rencontrent jamais chez les femmes qui, dès leur jeunesse, ont fait usage du corset.

La beauté, selon l'art, exige encore que l'espace qui sépare les deux seins, soit équivalent au diamètre de l'un d'eux, et que la distance d'un mamelon à l'autre soit égale à la distance du mamelon à la fossette claviculaire.

PHYSIOGNOMONIE. — Des seins bien conformés, fermes, à mamelons érectiles, annoncent la santé, la fécondité et une belle organisation sexuelle. De gros seins mous, tombants, indiquent, en général, un tempérament humide, indolent ; — de petits seins désignent un tempérament contraire. — L'absence de seins accuse une organisation féminine incomplète et doit faire craindre la stérilité.

HYGIÈNE. — Les soins hygiéniques réclamés par les seins sont de deux ordres : les uns regardent la peau qui doit toujours être entretenue dans un état parfait de propreté, surtout au mamelon ; les autres concernent les glandes mammaires, composées d'une agglomération de petites glandes très-impressionnables aux influences extérieures et qui demandent les plus grands ménagements.

Ainsi, la jeune femme, éclairée sur la délicatesse du tissu de ces organes, doit veiller incessamment à les soustraire aux intempéries, à la compression du corset et aux frottements répétés, toujours nuisibles à leur fraîcheur, à leur beauté et à leur santé ; elle les préservera surtout contre les chocs et contusions, qui occasionnent toujours des accidents inflammatoires, des altérations plus ou moins profondes, telles qu'engorgements, abcès, indurations, et qui, quelquefois, ont pour terminaison funeste, le squirrhe, le cancer !...

SECTION II

§ Ier

Plasticité des seins

Les Grecs anciens, qui nous ont laissé

de si beaux modèles, n'estimaient que les seins de grosseur médiocre et terminés en poire. Les jeunes filles grecques menacées d'avoir une gorge trop volumineuse, se servaient, pour en arrêter le développement, d'une pierre ferrugineuse de l'île de Naxos. Cette pierre, réduite en poudre très-fine, était délayée dans un liquide astringent, puis appliquée en cataplasme sur les seins. Ce que nous appelons la *terre cimolée* obtiendrait, probablement, le même résultat.

Les dames romaines, qui ne pouvaient souffrir une grosse gorge, avaient soin de la comprimer avec une cuirasse de bandes trempées dans un liquide astringent, et parvenaient ainsi à la diminuer au détriment de sa fermeté.

Les Bayadères, depuis un temps immémorial, au lieu d'avoir les seins allongés et pendants comme les autres femmes de l'Inde, leur conservent la forme sphérique et une grosseur moyenne, en les emprisonnant dans les moules dont nous avons déjà parlé.

Dans une contrée d'Espagne, c'était une beauté, dit la comtesse d'Aulnoy, que d'avoir une poitrine plate, et les femmes étaient parvenues, au moyen de plaques de plomb appliquées sur la gorge et fortement serrées avec des bandes, à s'atrophier les seins si complétement, qu'elles n'en offraient plus que les vestiges. — Dans certaines localités d'Auvergne, les femmes ont la poitrine plate et les seins très-peu développés. Ce défaut provient du corsage de leur robe qui est cuirassé de larges buscs en bois.

On voit, par ce qui précède, que la compression a été le moyen le plus généralement employé pour diminuer le volume des seins ; ce moyen n'est, en réalité, que prophylactique, c'est-à-dire qu'il peut prévenir le développement des gorges naissantes, et il doit être considéré comme stérile ou à peu près comme tel, lorsque la gorge a pris toute sa croissance. Dans ce dernier cas, il ne fait que déformer les seins, les aplatir et augmenter leur circonférence. Si la compression pouvait être appliquée directement sur l'artère mammaire, nous croyons que la diminution du sein aurait lieu sans entraîner sa déformation ; mais ce procédé, d'exécution difficile, n'est jamais employé.

De nos jours, la médecine se sert avec succès d'un agent très-énergique pour combattre l'engorgement et l'induration des glandes : c'est l'iode sous diverses formes. On a vu des glandes énormes s'affaisser et disparaître sous la puissante action de ce médicament, qui n'offre rien de dangereux. Or, les femmes affligées d'un surcroît excessif de gorge, devront d'abord se mettre au régime de l'entraînement, propre à maigrir. (Voyez l'*Hygiène générale de la Beauté*), puis se frictionner les seins, deux fois par jour, avec la pommade de Walther ou avec la pommade d'hydriodate de potasse. Afin de rendre le succès plus prompt, elles feront bien de se mettre à l'usage des pilules d'iodure de potassium. Sous l'influence de cette efficace médication, on a vu des glandes et des seins énormes s'affaisser complétement.

La nature a voulu que les mamelles des femmes en couche, devinssent le réservoir du premier aliment de l'enfant nouveauné ; à ce point de vue, elles méritent une attention spéciale. Les femmes qui allaitent donnent un cours naturel à leur lait et sont, par cela même, exemptes des maladies de ces organes. Mais les mères qui ne veulent ou ne peuvent pas remplir le devoir de nourrice, sont exposées à diverses maladies toujours défavorables à la pureté du sein. En effet, le sein, gonflé par le lait qui y afflue en abondance et qui ne trouve pas d'issue, doit être résorbé et rentrer dans l'économie. C'est pendant ce travail que surviennent la fièvre de lait et l'inflammation des glandes mammaires ; cette inflammation n'étant pas traitée d'une manière convenable, peut donner lieu à des abcès, à des indurations, à des squirrhes, etc., alors, la beauté du sein est perdue pour jamais. Aussi, nous ne saurions trop répéter aux femmes enceintes, de ne jamais prêter l'oreille aux remèdes des vieilles commères, et de n'écouter strictement, en cette circonstance, que les conseils d'un homme de l'art ; c'est le seul moyen d'éviter de graves accidents et des regrets.

Pour dissiper la turgescence des mammelles et faire, comme on dit vulgairement, *passer le lait*, la seule indication est de combattre modérément l'excitation des glandes mammaires et de tarir peu à peu le lait qui engorge les conduits lactifères.

On parvient à ce but : 1° en recouvrant la poitrine de serviettes chaudes, fixées par un bandage qui exerce une légère compression ; 2° en observant un régime diététique sévère ; 3° en ayant soin d'entretenir la liberté de tous les couloirs du corps, c'est-à-dire de veiller attentivement à ce que les selles, les urines, les lochies et les sueurs s'écoulent avec la plus grande facilité. On obtient la liberté du ventre au moyen de quelques légers purgatifs. — Avec cette simple méthode, il n'est nullement nécessaire de cataplasmes ou autres topiques astringents, qui sont irrationnels pendant les premiers jours de l'accouchement. La douce chaleur du lit, une tisane chaude, entretiennent la moiteur de la peau ; quelques lavements émollients et, ainsi que nous venons de le dire, quelques légers purgatifs, favorisent la liberté du ventre et suffisent ordinairement pour tarir le lait et dissiper le gonflement des seins. — *L'Hygiène du mariage* renferme les plus intéressants détails à ce sujet, nous y renvoyons le lecteur.

DES MAMELONS. — Un mamelon trop gros, de même qu'un mamelon trop petit, sont deux vices qu'il faut combattre dès le principe. On développe les mamelons à peine sensibles, par des frictions et succions répétées, et aussi par l'usage de topiques excitants ; on diminue les gros mamelons par des moyens contraires.

Le mamelon est sujet à des entamures, à des gerçures, qui, négligées, peuvent se creuser profondément et causer de vives douleurs. Sous l'influence d'une irritation qui le tuméfie, ce charmant organe, qu'on a si heureusement comparé à un bouton de rose, perd sa fraîcheur, passe au rouge lie de vin, au bleu livide, se flétrit, et si l'on n'arrête point les progrès du mal, un ulcère rongeur peut se développer et cruellement endommager cet organe. Pour prévenir ces funestes conséquences, le plus sûr moyen est de l'oindre, dès qu'on aperçoit une gerçure, avec la pommade suivante :

Pommade contre les Gerçures

Graisse de rognon de veau. . . .	60 grammes.
Miel.	15 —
Huile d'olives.	15 —
Camphre.	4 —

Mais, lorsque les gerçures sont anciennes et ont passé à l'état de plaie, d'ulcère, il est de toute nécessité de les soumettre à des pansements réguliers, et le secours du médecin est alors indiqué.

Nous dirons toutefois, avoir retiré d'excellents effets de petits plumasseaux enduits de *crème-neige* et appliqués sur les gerçures ; après sept à huit applications semblables, la guérison a eu lieu. Le cérat saturnin convient également pour obtenir la dessication des gerçures du sein. L'onguent *Canet* produit aussi de très-bons effets en pareille circonstance.

Si l'excès de volume des seins est un vice qu'on cherche à réprimer, il faut croire que leur absence est un défaut capital, puisque nous voyons tous les jours, exposés à l'étalage des modistes, de délicieux appas bourrés de coton ou de ràclure de baleine ; et, ce qui vaut mieux encore, fabriqués en tissus élastiques offrant le relief et le creux, à la façon des cartons estampés. Les jeunes femmes à qui la nature oublia de faire ce doux présent, les coquettes à poitrine plate, au lieu d'avoir recours à cet artifice pour arrêter sur elles un regard admirateur, devraient jeter au feu leur corset et essayer un des procédés calliplastiques indiqués dans le paragraphe suivant.

6

§ II

Divers procédés pour augmenter le voiume des seins.

Les Orientaux n'aiment et n'apprécient que les gros et forts appas ; leurs femmes ont trouvé le secret d'obtenir un surcroît de gorge au moyen de frictions et d'une alimentation particulière. (Voyez le chapitre Maigreur de *l'Hygiène et Perfectionnement de la beauté humaine*.)

En Égypte et dans presque toute la Nigritie, la beauté du sein consiste dans sa monstrueuse longueur. Les femmes de ces contrées malaxent les seins de leurs filles, puis les serrent avec des bandes et même avec des cordes, à la manière d'un saucisson de Lyon ficelé. Ces manœuvres, longtemps répétées, font acquérir aux seins une forme longue et pendante ; il n'est pas rare de rencontrer des femmes dont les mamelles arrivent jusqu'au nombril. Du reste, cette longueur était nécessaire, puisque les femmes dont il est question portent toujours leurs enfants derrière le dos et les allaitent en jetant leurs mamelles par-dessus l'épaule. Ceci peut paraître une exagération, un conte, et c'est cependant une vérité. On peut, à cet égard, consulter les récits de tous les voyageurs.

Chez nous, où la beauté du sein existe dans sa forme sphérique, son volume médiocre et la fermeté de son tissu, c'est à d'autres moyens qu'il faut avoir recours. — Le manque de seins chez les filles pubescentes, dépend souvent de la compression du corset, d'où résulte un défaut de nutrition des glandes mammaires; pour remédier à cette atrophie, on conseille d'abord de débarrasser la poitrine de toute compression; ensuite de lotionner les seins de temps à autre avec une eau excitante,

aromatique, et de les soumettre à des frictions légères, mais souvent répétées, afin
d'attirer une plus grande quantité de sang
à la partie ; ces frictions doivent se pratiquer circulairement, soit avec un gant de
peau, soit avec une douce flanelle, et durer
quelques minutes. Il est indispensable de
joindre à ces moyens le régime alimentaire
indiqué dans *l'Hygiène de la beauté.*

Plusieurs orthopédistes se sont servis,
pour développer les seins atrophiés, de
moules en caoutchouc. Ces moules, appliqués sur les seins, en pressent mollement
la base et les forcent à s'allonger d'une
façon d'abord imperceptible, mais qui,
avec le temps, ne laisse pas que de donner
un beau résultat.

L'application de larges ventouses, répétée plusieurs fois par jour sur le sein même,
a été préconisée comme le moyen le plus
efficace ; et, en effet, la violente aspiration
que produit le vide fait entrer dans la ven-

touse le sein presqu'entier, elle attire le sang à cette partie et en augmente la vitalité; mais, pour obtenir un résultat avantageux, il est essentiel de se servir d'un système de ventouses graduées en largeur. On commence par se servir de la plus étroite, et, à mesure que le sein se développe, on arrive graduellement jusqu'à la plus grande, de manière à obtenir un sein à large base. Plusieurs femmes, célèbres dans les annales de la beauté, ont obtenu, par un moyen semblable, des appas dont elles ne possédaient que les rudiments; on cite, entre autres, madame de Pompadour.

CHAPITRE V

SECTION PREMIÈRE

ÉPAULES — TAILLE ABDOMEN

§ 1er

ÉPAULES

Les Épaules sont une des parties du corps que les femmes aiment à offrir aux regards admirateurs. De belles épaules blanches et bien soignées, non-seulement charment les yeux, mais annoncent encore la propreté du corps, une santé brillante ; et telle femme à qui la nature refusa un joli visage, doit aux attraits de ses épaules l'avantage de fixer autour d'elle plus d'un

adorateur ; car les épaules blanches, grasses, poteiées, ont des charmes auxquels nul
regard ne reste indifférent.

La beauté des épaules réside dans leur
symétrie parfaite en hauteur et en largeur ; dans leurs lignes et leurs courbes
qui, partant des omoplates, vont se perdre
insensiblement dans la gouttière vertébrale. Les épaules de la femme doivent
être grasses et charnues afin de cacher les
saillies disgracieuses qu'occasionnent les
omoplates. Depuis les attaches du cou
jusqu'aux lombes, les épaules et le dos
doivent offrir une surface légèrement arrondie, potelée, unie et d'une blancheur uniforme. Les femmes savent très-bien qu'on
se passionne pour de belles épaules, et ce
motif doit les engager à ne pas négliger
l'hygiène de cette région.

PHYSIOGNOMONIE. — Les épaules larges,
épaisses, indiquent la force physique, un

esprit rude mais bon. — Les épaules maigres, étroites, décèlent un esprit fin et subtil. — Les épaules voûtées, qui ne dépendent pas d'un vice de conformation, annoncent la persévérance dans le travail.

§ II

Hygiène des épaules

L'hygiène des épaules consiste à éviter tout ce qui peut ternir la peau, les meurtrir, les fatiguer, tels que baleines, lacets, bretelles de corsets, de robes, etc. On entretient la fraîcheur des chairs et la souplesse du derme par les mêmes bains et lotions conseillés dans *l'Hygiène de la Peau*; et si, parfois, le hâle ou quelques tristes éphélides venaient en ternir la pureté, on aurait recours aux recettes indiquées dans le même ouvrage contre ces affections.

Le procédé des dames romaines pour la toilette des épaules n'est pas à dédaigner;

on sait que ces luxueuses dames se faisaient
alternativement poncer et arroser d'essences à la sortie du bain. Voici comment
elles procédaient à cette toilette :

Elles commençaient par prendre un
bain entier d'une demi-heure; vers la fin
du bain, des esclaves onctionnaient les
épaules d'huile fine parfumée, et d'une
main légère frottaient la peau en tous sens,
afin de bien l'imprégner du liquide onc-
tueux. Cela fait, les esclaves savonnaient
les épaules de leurs maîtresses et les
lavaient à grande eau ; immédiatement
après, elles passaient au massage, qui du-
rait jusqu'à ce que la peau, débarrassée
de toutes les parties onctueuses, s'offrît
souple et veloutée comme un gant de peau
de castor. Plusieurs coquettes romaines se
faisaient poncer, avant le massage, avec
une ponce imbibée d'huile.

Mais, de tous les procédés connus pour
nettoyer les épaules, les rendre blanches,

lisses et veloutées, le meilleur est celui-ci :
— On prend gros comme une noisette de *crème lénitive*, on l'étend sur toute la surface des épaules et on frictionne, en tous sens, avec la main. Les frictions terminées, on laisse agir pendant un quart d'heure, puis on essuie la peau avec un linge fin, on la savonne avec le *savon dermophile* ou avec la *pâte lénitive*, on termine par un lavage complet ; la peau est alors arrivée au plus haut degré de blancheur, de souplesse et de douceur qu'elle puisse avoir (1).

SECTION II

Aisselles

La sueur abondante des aisselles entraîne avec elle plusieurs inconvénients ;

(1) On trouvera, dans un intéressant ouvrage intitulé : *Hygiène des Baigneurs*, un choix de bains cosmétiques et callidermiques des plus favorables à la beauté de la peau. Chez Dentu, libraire, Palais-Royal, à Paris.

d'abord celui de mouiller, de tacher les vêtements, et celui, plus capital encore, d'exhaler une odeur qui, chez beaucoup de personnes à cheveux roux, n'est rien moins qu'agréable, pour ne pas dire insupportable.

Cependant, il faut respecter les sueurs axillaires, parce que la nature ayant établi par cette voie un moyen d'élimination, leur brusque suppression amènerait infailliblement un dérangement plus ou moins grave dans la santé de l'individu. Mais, il est des moyens hygiéniques propres à masquer et même à prévenir cette incommodité.

HYGIÈNE DES AISSELLES. — Les personnes affectées de ces sueurs devront, chaque matin, se laver le dessous des bras avec une eau très-légèrement aromatisée de quelques gouttes d'*eau balsamique* à la température naturelle en été, et tiède en hiver.

Après avoir parfaitement essuyé la partie avec un linge fin, on place dans le creux de l'aisselle un petit sachet de toile très-fine, rempli de poudre d'iris, qui a la propriété d'absorber la sueur et de modifier l'odeur. On doit toujours avoir plusieurs sachets de rechange afin de remplacer ceux que la sueur a mouillés. Je connais une jeune personne qui, par ce procédé fort simple, est parvenue à masquer si complétement la fétidité de ses sueurs, qu'on ne s'est jamais aperçu de son infirmité dans les sociétés qu'elle fréquente. On conseille aussi de boire une décoction de racines d'artichaux ou d'asperges qui, assure-t-on, a la propriété d'attirer sur les reins le principe fétide, qui est ensuite expulsé par les urines. Ce moyen est douteux. Le moyen précédemment indiqué est plus sûr.

SECTION III

Taille

La taille est cette région comprise entre la base de la poitrine et les os du bassin ; sa beauté existe dans ses proportions et l'harmonie de ses rapports avec les autres parties du corps ; son élégance gît dans sa souplesse et la facilité de ses mouvements, qui doivent toujours être indépendants de ceux du bassin.

Ainsi qu'un petit nez sur une large face ou un gros nez sur un petit visage, sont laids, bien laids ; de même sont affreuses et ridicules les tailles minces sur de larges hanches, et des tailles épaisses soudées à une poitrine étroite.

Non, mille fois non ! la beauté, la grâce d'une taille ne se trouve point dans un étranglement hideux ; l'absurde convention qui force les femmes à se comprimer les flancs est une dépravation du goût dont nous avons démontré les funestes conséquences.

PHYSIOGNOMONIE. — Une taille élancée, en harmonie avec la poitrine et les hanches, annonce une heureuse constitution et beaucoup d'activité. — Une taille massive est l'indice d'un caractère ami du repos. — La taille dont la finesse n'est due qu'au corset, révèle tantôt de ridicules prétentions, beaucoup d'amour pour la louange et peu d'esprit; tantôt elle décèle une femme légère, sans réflexion, qui se met à la torture pour suivre la mode, et que les esprits sérieux rangent au nombre des moutons de Panurge.

HYGIÈNE. — Les soins à donner à la taille se réduisent à peu de chose pour les personnes bien constituées : il s'agit tout simplement de la laisser en liberté. Quant aux personnes affligées de difformités, on leur conseille, non des corsets fabriqués par des corsetières qui s'entendent plutôt à déformer le corps qu'à le redresser, mais des corsets ou bandages fabriqués par des artistes spéciaux qui se livrent à la fabrication des pièces orthopédiques. Néanmoins, avant d'aller chez le fabriquant, il est indispensable de consulter un médecin orthopédiste qui, après avoir examiné la difformité, indiquera le genre et la forme du bandage à appliquer.

SECTION IV

Abdomen ou Ventre

Cette région du corps humain n'a aucune expression par elle-même ; mais elle peut, selon que ses proportions sont en *trop* ou en *moins*, défigurer la forme humaine. Presque plan chez l'homme et légèrement bombé chez la femme, le ventre doit sa beauté à l'harmonie de ses proportions avec celles des parties voisines.

PHYSIOGNOMONIE. — Les ventres plats et rentrants sont propres aux tempéraments mélancoliques. — Les ventres gros et saillants annoncent un esprit grossier et une grande activité du système gastro-intestinal.

HYGIÈNE. — Le ventre, à raison des organes importants qu'il contient, doit être mis à l'abri des variations atmosphériques et de toutes les influences qui pourraient intéresser l'intégrité de ses téguments. On recommande aux personnes sujettes aux dérangements de ventre, d'y faire de temps à autre quelques frictions sèches ou aromatiques et de porter une ceinture de flanelle. Les personnes obèses feront usage de bandages propres à soutenir un poids qui les gênerait dans leurs mouvements.

CHAPITRE VI

SANS TITRE

Ier

S'ADRESSANT AUX FEMMES

La femme est astreinte, par son sexe, à plus de propreté que l'homme ; ses soins de toilette sont plus recherchés, plus minutieux. Cela devait être ainsi, puisque le désir dominant des femmes est de plaire, d'être belles, et que la propreté rehausse et peut même remplacer la beauté. Sans nous immiscer aux détails d'une toilette que Mesdames les femmes connaissent beaucoup mieux que nous, sans nul doute, il nous a cependant semblé utile de rappeler, dans ce court chapitre, quelques généralités hygiéniques relatives à la région innommée dont il va être question.

Ne jamais oublier les ablutions quotidiennes qui, chez les peuples orientaux sont un précepte de religion rigoureusement observé.

Se servir toujours d'eau froide pour ces ablutions, excepté aux jours néfastes où l'eau tiède doit être substituée à l'eau froide.

Aux époques du tribut mensuel, multiplier les soins de propreté ; renouveler souvent les linges, afin de s'exempter de toute odeur, et prendre un bain général le lendemain du dernier jour.

Proscrire de cette toilette les eaux astringentes, les laits virginaux, les vinaigres même les plus renommés ; car il est désormais bien reconnu que les excellentes vertus des plus fameux vinaigres n'exis-

tent que dans les prospectus et affiches ;
la médecine et l'expérience démontrent,
chaque jour, les funestes effets des acides
sur la peau, qu'ils durcissent et rendent
luisante ; l'action des vinaigres est encore
plus funeste aux membranes muqueuses
qui sont desséchées, raccornies par leur
usage et privées d'élasticité, de fraîcheur.
L'eau naturelle aromatisée de quelques
gouttes d'eau de Cologne et mieux d'*eau
balsamique*, est le seul cosmétique dont
doive se servir une femme jalouse de la
conservation de ses charmes.

N'oublions pas de dire qu'une coupable
négligence dans les soins de toilette de
cette partie, amène bien souvent de tristes
résultats, soit pour la santé, soit dans les
rapports entre les époux. Nous recommandons ce point important à la médita-
tion des femmes qui se plaignent de la
froide indifférence de leurs maris.

Les affections légères dont cette région

peut devenir le siége, sont les rougeurs, démangeaisons, ardeurs, excoriations, occasionnées soit par la marche, les sueurs âcres, les frottements, etc. ; elles cèdent facilement aux lotions émollientes, aux bains de siége et aux onctions de *crème lénitive* qui possède la précieuse vertu de calmer les irritations et de rendre à la peau sa première fraîcheur.

On trouvera dans notre *Hygiène du mariage*, un choix de conseils, de formules et de moyens efficaces contre le relâchement et l'atonie des muqueuses, que nous ne pouvons donner dans cette brochure.

Des maladies plus graves, les unes organiques, les autres dues à une débilité générale, fanent horriblement les organes en question ; nous voulons parler des dérangements et suppressions du tribut lunaire, tels que l'aménorrhée, la dysménorrhée et le relâchement des muqueuses qui donnent lieu à ces tristes leucorrhées ou flueurs blanches, si communes dans les grandes villes, maladie qui réagit sur l'estomac et vieillit la femme en débilitant sa constitution. On ne saurait trop recommander aux jeunes femmes affligées de cette maladie, de se soumettre, sans retard, à un traitement; car, s'il est facile de la guérir quand on s'y prend à temps, il est très-difficile de s'en débarrasser lorsque la chronicité en a fait une habitude.

§ II

CHOCOLATS FERRUGINEUX

D'après les nombreuses observations, faites depuis plusieurs années sur les divers traitements dirigés contre la leucorrhée, le traitement anti-leucorrhéïque du docteur Pétrequin aurait obtenu les plus beaux résultats; nous nous empressons d'en donner le résumé.

7.

Chocolat Ferrugineux

Hydriodate de fer. . . . .   8 grammes.
Chocolat à la vanille. . . . . 500 —

On déjeune d'abord avec une demi-tasse et, quelques jours après, avec la tasse entière.

Eau

Hydriodate de fer. . . . . . 32 grammes.
Eau.. . . . . 500 —

Les parties doivent être lavées et injectionnées avec cette eau, plusieurs fois par jour.

Pastilles

Hydriodate de fer. . . . . .   4 grammes.
Safran en poudre. . . . . . 16 —
Sucre. . . . . 250 —
Gomme adragante à la cannelle. q. s.

Faites selon l'art une masse que vous diviserez en **240** pastilles.

On en prend dix par jour et l'on augmente d'une tous les trois jours. Ces pastilles remplacent le chocolat.

Pommade

Hydriodate de fer . . . . . 16 grammes.
Axonge fraîche. . . . . . 32 —

Préparez une pommade selon l'art. —
Faites, matin et soir, à la partie interne
des cuisses, des frictions avec gros comme
une noisette de cette pommade.

Vin

Hydriodate de fer . . . . 10 grammes.
Vin de Bordeaux. . . . . 500 —

La dose est d'une cuillerée à soupe soir
et matin. Ce vin est également très-bon
contre les scrofules et l'aménorrhée.

Nous conseillerons aussi les pilules de
carbonate ferreux et les pilules de fer *réduit*

par l'hydrogène ; ces deux préparations rendent l'absorption du fer plus facile, et en versent une plus grande quantité dans le torrent de la circulation.

Sans révoquer en doute l'efficacité du traitement Pétrequin, nous sommes forcés, d'après une longue expérience, d'avouer que la cure radicale des flueurs blanches passées à l'état chronique, appartient plutôt au domaine de l'hygiène qu'à celui de la médecine. Nous ne rejetons point les moyens thérapeutiques, bien au contraire, nous les croyons indispensables ; mais leur efficacité est entièrement subordonnée à la ponctuelle exactitude du traitement hygiénique ; ce traitement se divise en général et local.

§ III

Le traitement général des flueurs blanches comprend le régime alimentaire, l'exercice physique, l'air pur de la campagne, une habitation bien aérée, exempte d'humidité ; les bains entiers, toujours tiè- des, jamais chauds ; les bains de rivière, et de mer, en été ; les frictions, le massage surtout le corps, au sortir du bain ; les pro- menades, les distractions, la tranquillité du cœur et de l'âme, etc., etc. Les plaisirs du mariage doivent être interdits pour quel- que temps, et le complet abandon du cor- set est de toute nécessité.

§ IV

Traitement local

Les bains de siége aromatiques, astrin- gents, froids ou presque froids, répétés deux et trois fois par jour. — Des frictions, avec une brosse de flanelle, sur la partie interne des cuisses ; — de temps en temps, quelques ventouses sèches sur les mêmes régions, — des injections, des fumigations

aromatiques vaginales, etc. L'injection suivante a souvent produit d'excellents effets.

Eau de roses.	500 grammes.
Acide tannique	5 —
Teinture d'iode	1 —

Bain de siége astringent

Poudre de tan.	500 grammes.
Alun.	150 —
Eau de rivière	10 litres.

Faites bouillir pendant vingt minutes et passez à travers un linge.

Laissez refroidir. Versez cette décoction dans un bain de siége ou un vase propre à cet usage et restez dans ce bain partiel 20 à 30 minutes.

Ce bain est interdit aux époques des menstrues.

Huit à dix bains semblables obtiennent souvent le succès désiré.

La femme affligée de flueurs blanches doit être d'une grande propreté ; elle se servira, pour ses ablutions, d'une décoction de plantes astringentes et toniques, telles que feuilles de roses, thym, sauge, origan, etc.; elle pourra même ajouter à cette décoction un ou deux grammes d'acide tannique, préalablement dissous dans une petite quantité d'eau chaude.

Les bains froids pendant la saison d'été, ainsi que nous l'avons dit plus haut; les bains d'eaux minérales ferrugineuses; les bains de mer surtout, sont des moyens toujours bons à employer. Mais, nous le répétons, pour donner de complets résultats, ces moyens exigent pour auxiliaires, l'air pur, l'exercice physique, une règle pour le coucher et le lever; c'est-à-dire, proscrire les veilles et se lever au point du jour pour aller, pendant l'été, se promener dans la campagne, respirer l'air frais et embaumé du matin. L'air du matin étant plus oxygéné, l'oxygénation du sang dans le poumon se fait plus largement, et le sang appauvri des leucorrhéiques en retire un immense profit.

Telles sont les indications les plus rationnelles pour combattre les flueurs blanches.

Si, à ce traitement, la femme leucorrhéique joint les exercices gymnastiques, les bains froids, les voyages, une bonne alimentation et une vie active, elle a toutes les chances de se débarrasser radicalement d'une maladie dont la triste influence la rend, parfois, stérile, altère la fraîcheur de ses charmes et qui retentit toujours défavorablement sur sa santé et sur la constitution des êtres qu'elle peut procréer.

CHAPITRE VII

§ 1er

DES JAMBES

Il existe deux types de belle conformation de jambes, celui de l'Hercule de Farnèse pour le développement musculaire indice de la force physique, et celui d'Apollon pour la grâce. — Deux types également s'offrent chez la femme, celui de Vénus pour la délicatesse, et celui de Diane pour les formes un peu plus prononcées.

Il est peu d'individus qui puissent égaler ces modèles; beaucoup, au contraire, ont des jambes mal conformées ; les uns les ont trop grosses ou trop minces, les autres trop courtes ou trop longues ; chez celui-ci le mollet n'existe qu'à l'état rudimentaire, chez celui-là il remonte trop haut ou descend trop bas ; enfin, il n'est point rare de rencontrer des sujets qui offrent une déviation du genou en dedans ou en dehors ; de là les dénominations de *cagneux, bancals, tortus*, etc.

Les jambes doivent être proportionnées au reste du corps et présenter un appui solide à l'édifice humain. Les cuisses seront larges et grosses à leur naissance et iront en s'amincissant jusqu'au genou. Le jarret doit être nerveux chez l'homme ; l'articulation du genou ferme et tendineuse ; chez la femme, le genou doit être arrondi et la proéminence rotulienne presque imperceptible. La jambe, proprement dite, doit se renfler à quelques pouces du jarret et offrir un mollet saillant, bien arrondi ;

puis se terminer, sans inflexion brusque, en une extrémité mince, donnant au pied une attache aussi forte que solide.

PHYSIOGNOMONIE. — De longues jambes, minces et grêles, annoncent un caractère bonasse. — De grosses et courtes jambes trahissent un esprit lourd. — Les jambes chargées de graisse indiquent un naturel apathique. — De fortes jambes à saillies musculaires et tendineuses annoncent la vigueur physique. — Des jambes délicates mais bien proportionnées sont un indice de finesse d'esprit.

§ II

HYGIÈNE

Rien de plus commun, parmi les mères et les nourrices, que cette impatience qui les porte à faire marcher trop tôt leurs nourrissons. Il arrive alors que les os, trop tendres pour supporter le poids du corps, cèdent à ce poids, et les jambes se dévient en dedans ou en dehors, selon la position que l'enfant adopte instinctivement. Les parents qui négligent d'apporter remède à ces déviations, ont la douleur de voir leurs enfants grandir avec des membres contrefaits. Un moyen très-simple de prévenir et même de combattre les déviations des jambes chez l'enfant, est de ne plus le faire marcher; on lui procure de l'exercice en le laissant étendu sur un tapis où, dégagé de toute entrave, il se tourne, s'agite et se roule en tous sens; bientôt ses membres se développent; ses os ne tardent pas à se redresser et à prendre assez de solidité pour supporter désormais le poids du corps.

Les vices scrofuleux, rachitiques; les constitutions héréditairement faibles et débiles, sont aussi une cause puissante de dé-

viations des jambes, c'est alors à la médecine d'y porter remède.

§ III

MOYEN DE DIMINUER LE VOLUME DES JAMBES

La grosseur des jambes qui dépend
de l'excès de nutrition causée par un
exercice incessant, comme chez les danseurs, les coureurs, se combat par le repos
des membres inférieurs et l'action des bras.
On peut agir directement par la compression, c'est-à-dire en enfermant la jambe
dans un bas en peau ou en fort coutil
étroitement lacé. L'usage de ces bas longtemps continué a quelquefois diminué le
volume d'une grosse jambe jusqu'à la rendre maigre.

§ IV

POUR AUGMENTER LE VOLUME DE LA JAMBE

Les exercices fréquemment répétés des

jambes, comme la course, le saut et surtout la danse, sont des moyens sûrs d'accroître leur volume en appelant dans leurs tissus une grande quantité de sucs nutritifs ; les frictions avec un excitant aromatique, aident beaucoup au développement des muscles. Si, cependant la nutrition, au lieu de s'arrêter, en grande partie, sur les muscles du mollet, se portait trop abondamment sur le bas de la jambe ou sur la région du genou, il conviendrait de la modérer par une genouillère dans le premier cas, et dans le second, par une demi-guêtre embrassant étroitement les malléoles et la partie inférieure de la jambe ; alors le mollet, recevant la presque totalité des sucs nutritifs, se développe en pleine liberté, tandis que le bas de la jambe reste fin et tendineux. On ne saurait trop recommander de proscrire l'usage des liens trop serrés, tels que les jarretières au-dessous du genou, et les rubans de fil qui servent ordinairement à fixer le bas du caleçon des hommes; ces ligatures, gênant la circulation du sang, occasionnent l'engorgement des malléoles et bien souvent des varices incurables.

SECTION II

Jarretières

Un mot sur cette partie du vêtement. Les jarretières ne sont point une invention de la civilisation moderne; puisque le prix des jarretières de certaines dames romaines dépassait cent mille francs, et que l'impératrice Sabine en possédait une paire évaluée à un million, à cause des pierreries qui les entouraient et des riches camées qui leur servaient de fermoirs.

Depuis l'invention des bas, les jarretières sont devenues indispensables; on a cherché à atténuer, autant que possible, les inconvénients qu'elles offrent, en les fabriquant

avec le laiton tourné en spirale ou le caoutchouc, matières douées d'une grande élasticité, qui leur permet de se prêter aux
divers mouvements de la jambe et de n'exercer qu'une douce pression. Les jarretières
non élastiques sont dangereuses en ce
qu'elles ligaturent la partie, retardent la
circulation sanguine, occasionnent l'engourdissement de la jambe et du pied,
disposent aux varices et à l'engorgement
des tissus.

On ne saurait faire l'histoire des jarretières sans raconter l'aventure de la comtesse *de Salisbury*; nous nous bornerons à
dire que cette jolie femme ayant laissé
tomber une de ses jarretières dans un bal,
le galant Edouard III, roi d'Angleterre, la
ramassa avec empressement et l'attacha
aussitôt à sa jambe. Pour fermer la bouche
aux courtisans qui s'apprêtaient à rire de
l'aventure, Edouard institua *l'ordre de la
Jarretière*, avec cette devise autour :

Honni soit qui mal y pense. Cet ordre ne se confère qu'aux grands dignitaires.

Ce fut jadis une grande affaire de savoir si les femmes devaient attacher leurs jarretières au-dessus ou au-dessous du genou. Les *casuistes* décidèrent pour le dessous, ce qui parut fort peu hygiénique aux dames; quelques *casuistes* allèrent même jusqu'à déclarer mondaine la femme qui porterait ses jarretières au-dessus. Les hommes de l'art intervinrent et prouvèrent que le lieu d'élection était au-dessus du genou, par la raison qu'en cet endroit, la jarretière gênait moins la circulation et le développement des muscles du mollet. Il y eut de part et d'autre des invectives, des pamphlets et, le croirait-on? des haines, des menaces! Etait-ce donc une affaire de théologie pour montrer tant d'intolérance? Ces bons casuistes, de quoi se mêlaient-ils?... Enfin, l'avantage resta aux hommes de l'art, et les femmes jalouses de conserver les courbes élégantes de leurs mollets, attachèrent la jarretière au-dessus du genou.

Nous croyons cependant qu'il serait plus convenable d'avoir deux paires de jarretières, l'une pour le dessus et l'autre pour le dessous, parce qu'un lien sans cesse appliqué au même endroit et durant la vie entière doit nécessairement y laisser une dépression. Ces deux paires de jarretières, dont on se servirait alternativement, obvieraient, en partie, au défaut que nous venons de signaler.

CHAPITRE VIII

SECTION PREMIÈRE

LES PIEDS

Les pieds servent de base à la charpente humaine et doivent, par conséquent, présenter les conditions de forme et de solidité qu'exigent leurs fonctions.

Les pieds bien faits doivent offrir une longueur et une largeur médiocres, des orteils bien conformés et gradués; l'espace qui existe inférieurement à la naissance des orteils, doit former une ligne cintrée; le défaut de ce cintre donne lieu à l'imperfection nommée *pied plat*.

Selon les règles de l'art, le pied doit avoir une tête de longueur et cette longueur se divise en quatre parties égales : La 1re commence au talon et finit à la malléole; — la 2e de la malléole à la partie moyenne du coude-pied; — la 3e de cette partie à la naissance des orteils; — et la 4e se termine à l'extrémité du gros orteil. *(Voyez la figure.)*

Les pieds trop courts ou trop longs,

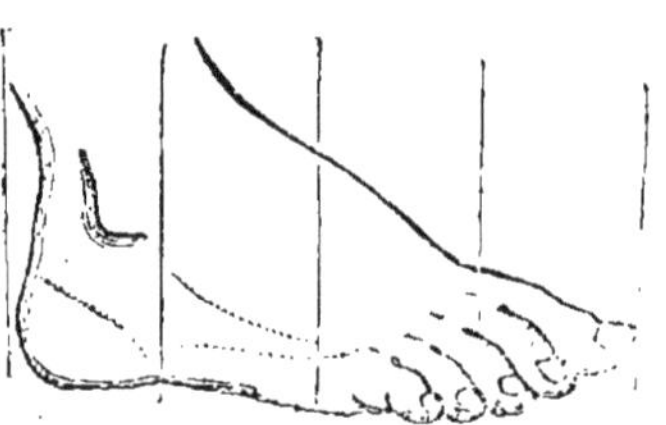

trop minces ou trop épais, trop larges ou trop étroits, s'éloignent également du type de la beauté.

Il est fort peu de sujets dont les pieds possèdent strictement les proportions que nous venons de décrire; le plus grand nombre, au contraire, s'en écarte plus ou moins. Les innombrables différences que l'on rencontre dans la conformation des pieds dépendent en général :

1° DE L'ORIGINE OU NAISSANCE, — c'est-à-dire de la condition sociale à laquelle on appartient. Les sujets issus de famille aisée, qui portent, dès le bas âge, des chaussures finès et souvent renouvelées, auront le pied mieux fait que ceux qui sont forcés de faire usage de chaussures lourdes, massives et fabriquées pour durer longtemps. Les individus marchant beaucoup, les chasseurs, les danseurs et tous ceux ou celles qui exercent beaucoup les membres inférieurs, ont le pied plus fort que les personnes qui vont en voiture ou mènent une vie sédentaire.

C'est surtout chez les danseurs de théâtre que les membres inférieurs sont tout à fait disproportionnés avec le reste du

corps. Il est facile, à première vue, de re-
marquer que la poitrine et les bras des
danseuses d'Opéra sont chétifs, tandis que
les jambes et les pieds ont acquis un développement presque monstrueux.

2° DE LA CHAUSSURE. — Il est incontestable que le pied s'allonge ou s'élargit, selon qu'il est comprimé sur les côtés, ou du
talon à la pointe. On conçoit facilement
qu'à l'âge où le pied grandit, si l'enfant
conserve une chaussure devenue trop courte
et qui s'avachit, la croissance s'effectuera
en largeur au lieu de s'effectuer en longueur.

3° DE LA NATURE DU SOL DE LA CONTRÉE.
— Les montagnards ont ordinairement le
pied plus large que l'habitant des plaines.

4° DE L'IDÉE DE BEAUTÉ que chaque peu-
ple attache à telle ou telle conformation
des pieds et des procédés qui sont employés

pour obtenir cette conformation. Ainsi, les Chinois, qui n'estiment qu'un pied très-court, emprisonnent, dès la première enfance, les pieds des filles dans un brodequin de cuir bouilli, de bois ou de métal, afin de s'opposer à leur allongement naturel; il arrive alors que les pieds s'atrophient ou acquièrent en épaisseur ce qu'ils perdent en longueur. — Les Anglaises obtiennent un pied très-long et très-mince également au moyen de la compression exercée, dès le bas âge, par la chaussure. Les créoles péruviennes, pour empêcher le développement du pied, l'entourent de bandelettes trempées dans une eau astringente. — Les Françaises, qui ont une idée plus juste de la beauté de ces organes, méprisent un pied trop long ou trop court, trop large ou trop mince. Les dames du monde obtiennent un pied fin et mignon, mais proportionné, en se servant, dès la jeunesse, de chaussures graduées qu'elles changent aussitôt que le cas l'exige. Il faut dire aussi que l'adresse des cordonniers et bottiers français a porté l'art de la chaussure à ce degré de perfection qu'il est difficile de dépasser, et qui sert parfaitement la coquetterie de nos jolies dames.

Physiognomonie. — Les pieds, de même que les mains, offrent des différences notables, selon l'âge, le sexe, la naissance et les professions. L'homme a le pied plus fort que celui de la femme ; le montagnard l'a plus large que l'habitant des plaines ; cet organe est aussi plus développé chez l'individu qui marche beaucoup que chez celui qui mène une vie sédentaire. — Le danseur porte la pointe du pied très en dehors ; l'écuyer, au contraire, marche le pied tout à fait droit. — Le campagnard, l'homme de peine marchent pesamment ; le citadin, le petit-maître s'avancent à pas légers. Enfin, un pied mince, délié, bien fait est le signe d'une origine aisée et d'une éducation soignée; des pieds gros, larges, bosselés, mal faits, sont l'indice ou de la *podagrie* ou d'une basse extraction.

SECTION II

Hygiène générale des pieds

Les pieds exigent impérieusement des soins de propreté journaliers; négliger ces soins c'est s'exposer à des incommodités repoussantes et à des affections du derme quelquefois très-douloureuses : les cors, durillons, gerçures, ongle incarné, etc. Il est donc urgent de soigner ses pieds de même qu'on soigne ses mains et de les soumettre à une toilette qu'on renouvelle chaque fois que le cas l'exige. La toilette des pieds comprend :

1° Les pédiluves ou bains de pieds;

2° Le brossage et mieux encore le ponçage des parties de l'épiderme durci par le

frottement ou la compression des chaussures ;

3° Le nettoyage des ongles ;

4° L'excision ou le limage des durillons
et cors, soit avec l'instrument tranchant,
soit avec une lime fabriquée pour cet usage.

Les bains de pieds sont de toute nécessité pour purger la peau de l'enduit fétide
que la sueur dépose entre les orteils. Cette
toilette n'exige point, chaque fois, un pédiluve prolongé, il suffit de se laver les pieds
comme on se lave les mains, ou mieux encore avec une éponge qu'on promène sur
toute la surface des pieds et particulièrement entre les orteils. Il est inutile de recommander de ne point se laver les pieds
à l'eau froide lorsque ces organes sont en
sueur ; tout le monde connaît les funestes
conséquences des sueurs arrêtées et ren-
trées.

Un moyen facile et peu dispendieux de
bien se laver les pieds est celui-ci :

Faites bouillir trois litres d'eau dans laquelle vous aurez jeté trois ou quatre poignées de son ; enfoncez-y vos pieds et laissez-les pendant six à dix minutes bien s'imprégner. Avant de les retirer, frottez-les en tous sens ; puis, plongez-les dans un autre vase, contenant de l'eau tiède aromatisée avec un peu d'eau de lavande, et donnez-leur un dernier lavage.

Les personnes qui tiennent à se nettoyer parfaitement les pieds et à leur enlever toute odeur, devront les laver, de même que les mains, avec la *pâte lénitive*, qui possède les propriétés d'adoucir, de blanchir et de parfumer la peau. Le *brossage*, *ponçage* et *grattage* des pieds, chez certaines personnes, deviennent nécessaire lorsque l'épiderme du talon et de la plante du pied qui avoisine les orteils, s'est durci ; ce qui arrive chez les personnes âgées : sans cette précaution, les durillons, callosités, et même les cors, ne tardent pas à se développer sur ces parties.

Le *nettoyage* des ongles est aussi recommandé comme soin de propreté et comme pouvant prévenir diverses incommodités. Nous en parlerons plus loin.

L'*excision*, le *limage* des durillons, l'*extraction* des cors deviennent d'autant plus urgents que les douleurs qu'ils causent sont plus vives. Nous consacrerons un chapitre spécial à la description des diverses petites opérations au moyen desquelles on parvient toujours à s'en débarrasser.

SECTION III

Sueur des pieds

Pendant les chaleurs de l'été, surtout après avoir marché, les pieds sont généralement sujets à une moiteur plus ou moins abondante; il est même beaucoup de personnes chez qui la sueur des pieds devient une incommodité.

La sueur immodérée des pieds reconnaît pour causes principales une prédisposition naturelle et la saison. Cette incommodité, beaucoup plus fréquente chez les hommes que chez les femmes, est accrue par le défaut de propreté des pieds et des bas ou des chaussettes qui ne sont point assez souvent renouvelés. Il arrive aux pieds enfermés dans une botte, ce qui arriverait à toute autre partie du corps enveloppée d'un tissu imperméable : la transpiration, ne pouvant s'évaporer et n'étant plus absorbée par des bas qui en sont saturés, se condense et forme autour du pied une atmosphère humide qui maintient la dilatation des pores et donne lieu à une transpiration plus abondante. Si le lendemain et les jours suivants on porte les mêmes bas et les mêmes chaussures, alors de nouvelles sueurs, s'ajoutant à celles des jours précédents, forment une crasse putrescible qui répand une odeur fétide. Outre les inconvénients de cette odeur repoussante, les sueurs immodérées peuvent, par leur âcreté, occasionner une irritation du derme, des gerçures, des écorchures et des éruptions érysipélateuses suivies de douleurs très-vives.

§ Ier

MOYENS DE CORRIGER L'INCOMMODITÉ DES SUEURS

Nous établirons en principe que le seul vrai moyen de remédier aux sueurs immodérées sans nuire à la santé, est la propreté; mais une propreté stricte, incessante des pieds et de la chaussure. Cette propreté consiste : 1° à avoir des souliers, bottes ou bottines de rechange, de façon à ce qu'on puisse les laisser reposer et aérer pendant un ou plusieurs jours; 2° changer les bas ou chaussettes qu'on porte, aussitôt que la sueur les pénètre; 3° se laver les pieds matin et soir, et même dans la journée, s'ils ont de l'odeur. Nous avons déjà dit que le nettoyage des pieds ne nécessitait point toujours un pédiluve prolongé et qu'il suffisait de les laver comme on lave les mains, c'est-à-dire les nettoyer promptement avec un linge mouillé et les essuyer de même.

Les femmes, pendant la période menstruelle, doivent éviter l'immersion prolongée des pieds, soit dans l'eau chaude, soit dans l'eau froide; la première peut occasionner une perte, la seconde une suppression.

§ II

RÈGLE GÉNÉRALE

On doit toujours respecter les sueurs abondantes des pieds; on peut les modérer par des moyens hygiéniques, mais il serait imprudent et fort dangereux de les supprimer par des décoctions astringentes ou des poudres styptiques. On a vu des maladies redoutables et même la mort suivre de près la suppression de ces sueurs. On doit donc considérer la sueur des pieds, chez les personnes qui en sont atteintes, comme une élimination excrémentitielle faite par la nature et qu'on ne saurait tarir sans danger pour la santé.

Tous les hommes de l'art qui se sont occupés des pieds, s'accordent à donner le moyen suivant comme le meilleur et le plus rationnel pour modérer la sueur de ces organes.

Essuyer soigneusement les pieds moites, avec un linge sec, le matin en se levant, le soir en se couchant, et même pendant la journée lorsqu'on les sent en moiteur. Cela fait, tremper une éponge ou un linge dans une eau alcoolisée ou aromatisée avec *l'eau de cologne* et mieux avec *l'eau balsamique* et en laver les pieds, que l'on essuie immédiatement. Ces lotions, légèrement toniques, possèdent la propriété de modérer les sueurs et d'enlever la mauvaise odeur. Pendant le jour, si, après avoir marché, on a les pieds humides de sueur, il faut changer les bas et la chaussure et renouveler les lotions toniques. Ces soins paraîtront peut-être assujettissants à certaines personnes, mais qu'elles sachent bien que ce sont les seuls que conseillent l'hygiène et la médecine prudente.

A la suite d'une marche forcée, il arrive quelquefois aux personnes délicates d'éprouver un échauffement des pieds et parfois des excoriations sur la partie qui a été le plus exposée à la compression ou aux frottements. Dans ce cas, on ordonne un pédiluve d'eau tiède de pavot, c'est-à-dire d'eau dans laquelle a bouilli une tête de pavot; après le pédiluve, on emploie avec succès la pommade suivante :

Pommade lénitive

Huile rosat	60 grammes
Cire blanche	15 —
Jaunes d'œuf.	2
Laudanum.	15 gouttes

Battez dans un mortier de marbre jusqu'à ce que le tout ait acquis la consistance du cérat. On étend cette pommade sur des linges fins dont on enveloppe les pieds ; les douleurs se calment presque aussitôt et le lendemain toute irritation a disparu.

Pour prévenir l'échauffement douloureux dont nous venons de parler, et qui est occasionné autant par l'àcreté de la sueur que par la pression de la chaussure, nous conseillons aux sujets à pieds délicats, d'oindre les orteils et la plante du pied avec la pommade ci-dessus, avant de se mettre en marche ; ils s'en trouveront parfaitement bien.

SECTION IV

§ III

BAS ET CHAUSSETTES

Relativement à la matière des bas ou chaussettes, dont l'usage est indispensable, il y a divergence d'opinions. Les uns pensent que les tissus de lin sont les meilleurs ; les autres donnent la préférence au coton ou à la laine. Les considérations suivantes pourront élucider cette question.

Le pied, se trouvant enfermé, toute la journée, dans une chaussure, est une des parties du corps la moins aérée et la plus transpirable. Les bas et chaussettes de coton ou de lin, d'un usage si général aujourd'hui, ont leurs inconvénients ; une fois imprégnés de matière transpiratoire, ils ne laissent plus de passage à travers leurs tissus ; alors, l'humidité s'y accumule et, dans cet état, si la personne reste en repos, le froid des pieds ne tarde pas à la gagner. C'est surtout avec les bas de lin que le refroidissement est plus sensible. C'est pourquoi les personnes qui portent ces sortes de bas doivent en changer aussitôt qu'elles s'aperçoivent que la transpiration les a imprégnés.

Les bas et chaussettes de laine n'ont pas cet inconvénient. L'humeur transpiratoire trouve facilement à s'exhaler à travers les mailles de leur tissu, et le peu d'humidité qui s'y attache ne se refroidit pas, comme dans les tissus précédents ; d'où il résulte que les bas et chaussettes de laine sont plus hygiéniques, pendant l'hiver, que les bas de coton et de lin.

Nous dirons, néanmoins, que les bas ou chaussettes de lin et de coton sont d'un usage beaucoup plus général et plus agréable que la laine pendant la saison d'été ; ils n'offrent aucun danger, pourvu qu'on ait la précaution de les changer aussitôt qu'ils sont imprégnés de sueur.

§ IV

DU FROID AUX PIEDS

Ce proverbe :

La tête froide, — le ventre libre, — et les pieds chauds, — est une vérité hygiénique de laquelle on ne doit point s'écarter, quand on veut conserver sa santé intacte.

Tout observateur a pu se convaincre facilement des rapports qui existent entre la tête, le ventre et les pieds. Ces rapports, chez certaines personnes, sont si intimes, que le froid des pieds leur occasionne le plus souvent diverses indispositions, telles qu'enchifrènement, coliques, relâchement intestinal ; quelquefois des coryzas, des bronchites, et autres affections catarrhales. Ceci fait comprendre toute l'importance, pour la santé, des soins hygiéniques dont les pieds doivent être l'objet.

Il est beaucoup de personnes qui ont presque toujours froid aux pieds ; c'est surtout pendant la saison d'hiver que ce froid glacial se fait sentir, et qu'elles ont beaucoup de peine à rappeler la chaleur dans ces organes. Nous indiquerons quelques moyens pour remédier à cette incommodité.

Le premier moyen se trouve dans la toilette journalière des pieds. Il faut aussi les frictionner, et mieux, les brosser, deux et trois fois par jour, soit avec une brosse de flanelle, soit avec une brosse russe, pour les personnes qui ont la peau des pieds sèche et dure. A chaque friction on devra changer de bas, parce que l'humidité imperceptible dont ils sont imprégnés est une des causes du refroidissement des pieds. Un autre moyen est l'exercice du rouleau, qui consiste à faire rouler sous son pied un rouleau de bois, jusqu'au développement de la chaleur.

Un troisième moyen, que peu de personnes veulent employer, et qui, cependant, est le plus efficace, est l'immersion dans l'eau froide. Il s'agit tout simplement de plonger ses pieds dans un baquet d'eau froide ; et, après les avoir retirés aussitôt, il faut les essuyer et les brosser. Deux ou trois immersions semblables suffisent ordinairement pour déterminer une réaction salutaire et ramener la chaleur aux pieds.

Nous conseillons aussi aux personnes qui souffrent du froid aux pieds, de chausser, avant de se coucher, de petits chaussons de laine tricotée. Cette précaution suffit généralement pour leur tenir les pieds chauds toute la nuit. Il n'est pas besoin de recommander à ces mêmes personnes de ne faire usage que de bas de laine, pendant la mauvaise saison, et de porter des chaussures imperméables à l'humidité et garnies de semelles de paille fine. — Pour de plus amples détails nous renvoyons le lecteur à notre *Hygiène vestimentaire* (1).

§ V

RÉSUMÉ DES SOINS HYGIÉNIQUES A DONNER AUX PIEDS

Nous avons dit qu'un petit pied, effilé, était l'indice d'une origine aisée ; or, pour lui donner et lui conserver sa forme délicate et mignonne, il faut le soustraire aux causes qui tendent à le déformer. Dans ce but, il est nécessaire de ne jamais se servir de chaussures trop larges ou trop étroites, trop dures ou trop courtes ; d'éviter de marcher longtemps sur des cailloux pointus avec des semelles minces. On a remarqué que les petits cailloux rugueux dont les rues de certaines villes de France sont pavées, dé-

(1) HYGIÈNE VESTIMENTAIRE. — Histoire du vêtement et des parures chez les peuples anciens et modernes. Préceptes hygiéniques concernant les tissus, la coupe et la forme les plus favorables au libre développement du corps. Chez Dentu, Palais-Royal, Paris.

formaient le pied des dames, le rendaient large et plat ; tandis que dans les villes où le pavage est fait de moellons unis et bien nivelés, les femmes ont un fort joli pied.

La toilette des pieds ne consiste pas seulement dans les pédiluves, il faut encore nettoyer toutes les parties du pied, poncer, limer l'épiderme durci ; ne jamais négliger la taille des ongles et la pratiquer méthodiquement ainsi que nous l'indiquerons dans un article spécial ; il est urgent de combattre les petites rougeurs qui naissent entre les orteils, à la suite d'une marche forcée ou d'une promenade fatigante, parce que ces rougeurs donnent naissance aux cors, ognons et durillons, œils de perdrix, affections souvent fort douloureuses, qui altèrent la forme du pied et gênent plus ou moins la locomotion.

Enfin, la toilette des pieds trouve son complément indispensable dans le changement de chaussettes ou de bas, et dans le renouvellement de la chaussure, aussi souvent que la propreté l'exige; car nous verrons tout à l'heure, que l'odeur forte que répandent les pieds de certaines personnes est plutôt due au défaut de propreté qu'à cette maladie rare nommée *sueurs fétides*. Ce n'est pas non plus la sueur récente qui exhale cette odeur repoussante, c'est la sueur de plusieurs jours, refroidie et condensée entre les orteils. Or, pour que les pieds soient exempts d'odeur, il faut, comme nous l'avons déjà dit, les laver souvent et changer de bas ou de chaussettes chaque fois qu'ils sont humectés de sueur. On doit aussi être muni de chaussures de rechange, afin de laisser un jour d'intervalle entre l'usage de chaque paire; c'est-à-dire ne se servir qu'après-demain de la chaussure qu'on porte aujourd'hui. On doit surtout bien faire attention à ne pas laisser mouiller le cuir intérieur de la chaussure; car, dès qu'il est imprégné de mauvaise odeur, on aurait beau changer de bas ou de chaussettes, l'odeur tenace persiste toujours. On peut obvier à cet inconvénient en remplaçant par une peau neuve, la peau blanche collée sur la semelle intérieure; si l'odeur résistait à ce moyen il faudrait abandonner la chaussure.

§ VI

SUEURS FÉTIDES

C'est aux aisselles et surtout aux pieds qu'ont lieu les sueurs fétides, infirmité repoussante et qu'on ne saurait détruire sans porter atteinte à la santé. Naturelles à certaines constitutions, ces sueurs n'ont de palliatifs que dans l'usage de pédiluves multipliés, le changement fréquent de bas et de chaussure, enfin dans l'emploi non interrompu de tous les moyens de propreté les plus recherchés. On conseille de saupoudrer les pieds avec les poudres d'iris de

Florence ou de lycopode aromatisé; ces poudres ont l'avantage d'absorber la sueur et de protéger, pendant quelques heures, les bas et la chaussure. Les sueurs fétides, regardées jusqu'ici comme incurables, cesseraient de l'être si les faits insérés par un médecin dans le *Journal de Chimie médicale*, étaient confirmés. Ce médecin assure avoir combattu les sueurs fétides, chez plusieurs individus, en leur faisant boire une décoction de racines d'artichauts, à la dose d'une pinte par jour. Cette boisson apporterait aux reins le principe fétide des sueurs; les urines devenues très-abondantes, se chargeraient de l'odeur repoussante, et les sueurs en seraient désormais débarrassées. Du reste, ce secret était connu de l'antiquité; Dioscoride et Oribasius en font mention comme d'un remède sûr, et Wecker l'a consigné dans son *Livre des Secrets*. Malheureusement la réussite n'a pas confirmé ce secret renouvelé des Grecs.

SECTION V

Avant de terminer ce chapitre, nous écrirons quelques lignes sur la déplorable infirmité congéniale qui défigure l'être humain et lui enlève le libre exercice de ses pieds, nous voulons parler de l'infirmité dénommée PIED-BOT.

Pied-bot — Pied tordu

Cette difformité affecte quatre formes principales que les gens de l'art ont nommées :

1° *Varus,* — torsion du pied en dedans ;

2° *Valgus,* — torsion en dehors ;

3° *Talus,* — torsion en avant ;

4° *Equinus,* — torsion en arrière.

Ces graves difformités nécessitent toujours une opération chirurgicale ou un traitement orthopédique. On ne saurait trop répéter aux parents que moins l'enfant est âgé, plus il y a de chances de le

redresser. Au contraire, les chances dimi-
nuent avec les années, et plus tard, le redressement devient impossible. Nous ne
saurions mieux faire, pour convaincre le
lecteur de la facilité avec laquelle on peut
redresser les pieds contrefaits, que de
transcrire un passage du *Manuel d'Orthopédie* du docteur Mellet, directeur d'un
grand établissement orthopédique :

« C'est une vérité que nous avons bien
souvent constatée, que la déviation ou torsion des pieds consiste dans la conversion
des os du tarse sur leur petit axe; qu'il n'y
a ni luxation, ni ankylose; que les muscles
et ligaments destinés à maintenir et à faire
mouvoir l'articulation sont, les uns tendus
et raccourcis, les autres allongés ou relâchés et, par conséquent, incapables de
maintenir le pied dans la position normale.
Ces vérités une fois reconnues, il devient
facile d'en tirer les indications curatives
suivantes :

« 1° Ramener graduellement d'une manière lente et continue le pied dans le sens contraire à la difformité, et lui donner la forme que doit avoir un pied bien conformé;

« 2° Rétablir l'équilibre dans l'action des muscles destinés à faire mouvoir le pied; suppléer à l'action des muscles allongés ou relâchés et vaincre la résistance des muscles opposés de façon à détruire l'obstacle aux mouvements de flexion et d'extension;

« 3° Maintenir par un brodequin orthopédique les parties qu'on a redressées, jusqu'au jour où l'équilibre musculaire sera rétabli, sans possibilité ultérieure de rétraction capable de produire une nouvelle déformation. »

Ajoutons que les moyens orthopédiques, pour être couronnés de succès, doivent être dirigés avec modération; qu'ils doivent agir lentement et ne jamais produire de meurtrissures. Les appareils orthopédiques doivent être enlevés chaque jour, pendant le temps nécessaire aux manipulations qu'il faut exercer sur l'articulation. Ces manipulations seront renouvelées aussi fréquemment que possible; car, elles sont une des conditions essentielles du succès. Les frictions violentes, les tiraillements subits, loin de déterminer le redressement, produisent l'effet contraire, c'est-à-dire la rétraction et le roidissement des parties qu'on veut redresser.

La conclusion de ce qui vient d'être dit est : que le redressement des pieds-bots est possible; mais qu'il est de tout nécessité de confier l'enfant, dès le bas âge, aux soins éclairés d'un médecin orthopédiste.

CHAPITRE IX

SECTION PREMIÈRE

DES ONGLES

Il est bien peu de petites maîtresses,
très-savantes, d'ailleurs, dans l'art de soigner les mains, qui sachent que les ongles
sont dus à une sécrétion de la peau, tout à
fait analogue à celle qui produit l'épiderme
et l'étui des cheveux ; or, après lecture de
ce traité, nos lectrices sauront désormais
que la substance cornée dont se compose
l'ongle n'est, en dernier résultat, que de
l'épiderme durci.

La beauté des ongles dépend de leur
forme cintrée, de leur couleur rosée et de
leur longueur modérée ; le corps de l'ongle
doit être luisant, poli, diaphane, et offrir à

la racine un segment blanchâtre que cir-
conscrit le bourrelet arqué de l'épiderme.

Des ongles trop courts sont laids et prédisposent les personnes, qui ont la mauvaise habitude de les ronger, à avoir bientôt des doigts larges et aplatis à leur
extrémité. Les ongles trop longs sont à la
fois gênants et disgracieux. Cette mode
des ongles à la chinoise, adoptée depuis
bien des années, commence fort heureusement à se passer ; les jolis doigts de nos
Françaises, nous le répétons, sont faits pour
donner de tendres caresses et non pour
égratigner.

Hygiène des ongles. — Les soins à
donner aux ongles, lorsqu'ils sont sains et
bien conformés, se réduisent à la taille et au
nettoyage quotidien. La taille se pratique
avec des ciseaux courbes sur leur plat, de
manière à ce que chaque coup de ciseaux
suive exactement la ligne demi-elliptique
de l'extrémité digitale, sans laisser aucune

aspérité sur son trajet. On ne doit point couper les ongles trop courts, ni les laisser croître trop longs ; ces deux extrêmes ont leurs inconvénients.

Contrairement à la taille demi-elliptique des ongles des doigts, l'ongle du gros orteil doit être taillé carrément, pour éviter ce mal douloureux et difficile à guérir qu'on appelle *ongle incarné* ou ongle entrant dans la chair. En voici la raison : On a observé que toutes les fois qu'un ongle était rafraîchi sur ses côtés, la croissance s'activait en cet endroit, de telle sorte que les ongles ayant été coupés ainsi, les bords repoussaient plus rapidement que les autres parties de l'ongle ; qu'ils entamaient l'épiderme et s'enfonçaient dans les chairs ; or, la taille carrée, portant la croissance sur l'extrémité libre de l'ongle, prévient cet accident.

Le nettoyage s'exécute au moyen d'un petit instrument en acier dont un bout se termine en burin ; l'autre bout est large, aplati, légèrement cannelé et arrondi sur son tranchant. Avec le burin, on fait sortir la malpropreté logée sous l'ongle, en ayant soin toutefois de ne point déchausser la partie adhérente aux chairs ; l'extrémité tranchante de l'instrument sert à enlever l'épiderme durci qu'on remarque assez souvent aux angles de l'ongle, et à repousser le bourrelet de sa racine qui, si l'on néglige de le faire, éprouve des tiraillements, occasionnés par la croissance de l'ongle, et finit par se déchirer. Après l'instrument vient le tour de la brosse ; on trempe celle-ci dans une eau savonneuse et on frotte le bout des ongles pour compléter le nettoyage.

S'il est nécessaire d'entrenir les ongles dans un état de propreté convenable, disons aussi qu'il est ridicule de s'amuser toute la journée et de perdre son temps à les gratter, à les polir, ainsi que le font les oisifs ;

ce grattage incessant produit l'effet contraire à celui qu'on désire, c'est-à-dire qu'à force de vouloir briller par les ongles, on les déchausse, on les amincit, on les détériore, de même qu'on déchausse les dents et qu'on flétrit les gencives en faisant un usage immodéré de la brosse et du cure-dent.

Pour faire briller les ongles et leur donner une belle couleur rose, on prépare une poudre impalpable composée d'une partie d'émeri, une de cachou et de deux parties de cinabre. On trempe un petit tampon d'étoffe de laine dans un peu d'alcool ou d'eau-de-vie, et, prenant une quantité suffisante de poudre, on frotte légèrement les ongles, soir et matin. Si l'on continue ainsi pendant quelques jours, les ongles deviennent roses, luisants et polis comme une glace.

Quant aux petites taches blanches ou macules qui se développent dans la substance de l'ongle, elles sont dues à une sécrétion anormale de l'humeur cornée ou épidermique localisée à la tache. Abandonnées à elles-mêmes, ces petites taches suivent la croissance de l'ongle, et, arrivées à son extrémité, disparaissent lorsqu'on les taille.

Les vieux livres donnent, au sujet des ongles maculés, une foule de recettes dont le moindre inconvénient est de laisser subsister les taches. Un *unguicure* moderne, qui a perfectionné son art, donne comme le meilleur moyen d'effacer les taches de l'ongle, la préparation suivante :

Poix..	15 grammes.
Térébenthine.	15 —
Sel commun porphyrisé. .	8 —
Vinaigre.	10 —
Sulfure de potassium. . .	8 —

Faites fondre à une douce chaleur et appliquez un enduit sur l'ongle.

On prétend qu'en trempant, plusieurs

fois par jour, l'ongle maculé dans une dissolution d'alun à base de potasse, on obtient le même résultat.

SECTION II

Des Vices, Défauts et diverses Affections des Ongles

Les ongles sont sujets à diverses affections qui peuvent, non-seulement en altérer la substance, la forme et la couleur, mais encore en opérer la chute et la destruction.

L'altération de la substance de l'ongle dépend, en général, de l'action d'un virus dont l'économie est infectée, tels que le virus syphilitique, scrofuleux, scorbutique, etc., et c'est à la haute médecine qu'il faut s'adresser pour en obtenir la guérison.

Les altérations qui reconnaissent une influence extérieure, se guérissent ordinairement par un traitement local. Ainsi, les ongles qui se gercent, se fendent ou s'exfolient, exigent les mêmes soins : on les enveloppe dans un morceau de *sparadrap-baudruche*, et quelques jours suffisent pour les ramener à leur état naturel.

Lorsque les ongles pèchent par défaut de consistance, c'est-à-dire quand ils sont trop tendres, on les durcit par l'application d'un onguent ainsi composé :

Huile de lentisque. . . .	30 grammes.
Colophane.	10 —
Cire blanche.	5 —
Alun porphyrisé.. . . .	2 —

Faites fondre à un feu doux et battez jusqu'à consistance de cérat.

Les ongles trop durs et cassants trouvent un remède dans des onctions fréquentes avec la *crème lénitive* et l'usage des gants de peau après chaque onction.

Toutes les fois qu'un corps étranger tel que fragment de verre, écharde, épines, etc., aura pénétré sous l'ongle, il faut se hâter d'en opérer l'extraction, car la présence de tout corps étranger dans les tissus

vivants, amène infailliblement l'inflammation et la suppuration.

Les ongles rayés, cannelés, raboteux,
contournés dans leur continuité, ne peuvent se redresser radicalement, attendu
que le vice existe dans la matrice même de
l'ongle. Mais l'art parvient à effacer momentanément ces défauts, en râclant les
cannelures, côtes et rugosités avec un grattoir, un morceau de verre, une lime ou
tout autre instrument. On redresse les
ongles contournés et crochus en les limant
d'abord et puis en les rognant chaque fois
qu'ils dépassent l'extrémité du doigt.

Dans le cas de piqûre, qui est assez fréquent, on presse le bout du doigt jusqu'à
ce qu'il ne sorte plus de sang et, après
avoir donné quelques coups du plat d'une
règle ou du manche d'un couteau sur la
piqûre, on laisse plongé, pendant quelques minutes, le bout du doigt dans de
l'huile d'olives ou toute autre huile fraîche.

10.

Dans le cas de coupure ou d'écrasement de l'ongle, il faut exprimer le sang qui sort de la plaie, plonger le doigt dans un verre rempli d'eau fraîche, l'essuyer, puis l'entourer d'un linge imbibé d'eau végéto-minérale.

Quand l'ongle a été coupé trop près de la chair, le bord se boursouffle et cause une assez vive douleur ; on y remédie en enveloppant le doigt d'un linge qu'on a soin d'humecter sans cesse d'eau froide et résolutive. Plusieurs personnes assurent, par expérience, qu'en fourrant le bout du doigt dans un morceau de poumon de porc ou de veau, la douleur se calme aussitôt et la plaie ne tarde pas à se cicatriser.

§ 1er

Contusion, écrasement de l'ongle

Lorsqu'à la suite d'une violente contusion il s'est formé, sous l'ongle, un épanchement de sang, on aperçoit une tache bleuâtre qui passe bientôt au noir foncé. Le doigt devient chaud, brûlant, une vive douleur se fait sentir, et un battement pongitif s'établit dans le point le plus endommagé. Le seul remède à faire, dans cette circonstance, est d'entourer le doigt de linges trempés dans la liqueur suivante qui doit être très-froide :

Eau filtrée. . . . . : . . .	125 grammes.
Sulfate de zinc.	1 —
Vinaigre de Saturne. . . .	15 —
Laudanum.	10 gouttes.

Il faut avoir soin de plonger souvent le doigt dans cette liqueur. Le froid continu qui résulte des immersions répétées, empêche le sang d'affluer à la partie contusionnée, et la vertu résolutive de l'eau favorise la résorption du sang extravasé. Si la résorption ne peut avoir lieu, il arrive que le sang extravasé se durcit, et forme une tache noirâtre adhérente à l'ongle qu'elle suit dans sa croissance.

Mais il arrive quelquefois que le mal suit une marche moins heureuse : la partie contusionnée s'enflamme, il se forme, sous l'ongle, un foyer purulent qui est toujours à craindre ; car, le pus peut fuser vers la racine de l'ongle, la détruire et entraîner la perte irréparable de cet organe. Aussi, lorsque les choses se passent ainsi, on doit s'empresser de donner issue au pus, en râclant, avec un morceau de verre ou la lame d'un grattoir, la partie de l'ongle sous laquelle se trouve le dépôt purulent ; dès que l'ongle se trouve suffisamment aminci, on le perce et le pus s'en échappe. On favorise, par de douces pressions, son écoulement ; puis, on applique sur le petit trou une boulette de charpie râpée, qu'on maintient avec un linge fin ; et pour plus de solidité, on loge le doigt dans un doigt de gant préparé à cet effet. Une prompte guérison est presque toujours le résultat de ce petit traitement.

Toutes les fois qu'un ongle aura été violemment heurté ou écrasé par un corps pesant tombé dessus, de façon à faire craindre sa chute, on devra aussitôt plonger le doigt ou l'orteil dans l'eau froide, afin de prévenir l'afflux du sang et ses suites. Au bout d'une demi-heure on le sortira de l'eau et on l'enveloppera d'un cataplasme ainsi composé :

<pre>
Farine de gland amer. . . . . 60 grammes.
Savon commun. 30   —
</pre>

Pilez ensemble dans un mortier, en arrosant avec de l'eau végéto-minérale, jusqu'à ce que les deux substances, bien liées, aient acquis la consistance de cataplasme.

Deux ou quatre applications semblables suffisent pour prévenir les accidents consécutifs.

§ II

Ongle incarné

On a donné ce nom à une maladie fort douloureuse, causée par l'ongle dont l'un des bords latéraux entame la peau et s'enfonce dans les chairs. Les doigts et les orteils peuvent être affectés de ce mal; mais, dans la grande majorité des cas, c'est le gros orteil qui en est le siége, à cause de l'incessante compression exercée par la chaussure.

L'ongle incarné du gros orteil gêne considérablement la marche et finit par la rendre impossible avec une chaussure ordinaire. Dans les premiers temps de la maladie on ne s'en occupe guère, ce n'est que lorsque la gêne et la douleur augmentent qu'on a recours à quelques moyens palliatifs; on rogne les bords de l'ongle, on les arrondit, mais le soulagement n'est que momentané; car, de même que les cheveux, les ongles repoussent avec d'autant plus de rapidité qu'ils sont coupés plus souvent. Dès lors, le mal fait toujours du progrès, sous l'influence compressive de la chaussure ; le bord coupé repousse rude, inégal, entame la chair et y pénètre profondément. A cette période de la maladie, l'ongle incarné devient une infirmité très-douloureuse qui, ne pouvant désormais qu'empirer, réclame impérieusement le ministère d'un chirurgien. Si l'on ne prend point ce dernier parti et que l'infirmité soit abandonnée à elle-même, l'ongle irrite de plus en plus les chairs entamées, y détermine une intarissable suppuration ; les bords de la plaie se boursoufflent, deviennent baveux, se durcissent ; plus tard il y a dégénérescence des tissus et la guérison n'est plus possible, sans emporter, avec l'instrument tranchant, la moitié de l'ongle et tous les tissus dégénérés. Or, pour éviter les atroces douleurs d'une semblable opération, voici la conduite qu'on doit tenir :

Aussitôt qu'on s'aperçoit qu'un ongle menace d'entamer la peau, ou l'a déjà entamée, la première indication est de prendre une chaussure large et de garder le repos ; ensuite on râcle le dessus de l'ongle, du côté malade, jusqu'à ce qu'il soit assez aminci pour être saisi par une petite pince et pouvoir être redressé en sens inverse de sa courbure naturelle. Cela fait, on engage sous l'ongle une petite lame de plomb de quelques millimètres d'épaisseur et, et après l'avoir rabattue sous l'orteil, on la fixe avec une bandelette de sparadrap. De cette manière, les chairs ne se trouvant plus en contact avec le bord de l'ongle, les douleurs cessent et la plaie se cicatrise. On doit visiter souvent le petit appareil et veiller à ce que la lame de plomb ne se dérange point; il faut, en outre, râcler l'ongle de deux en deux jours afin de le maintenir mince et flexible, jusqu'à ce que la peau, revenue à son état normal, puisse résister au frottement de l'ongle, lorsque la lame de plomb aura été enlevée.

§ III

Déviations de l'ongle

Quelquefois il arrive que l'ongle du gros orteil se contourne vers l'orteil voisin, le gêne et finit par l'entamer. Si, pour y remédier, on coupe souvent la portion vicieuse de l'ongle, on obtient le résultat contraire à celui qu'on se propose; par la raison donnée plus haut, que plus un ongle est coupé plus il croît et se développe. Le moyen rationnel, dans ce cas, est de limer légèrement le côté vicieux, tandis qu'on taillera, le plus souvent possible, le côté opposé; la taille répétée portera la croissance de ce côté et, à la longue, pourra rétablir l'équilibre.

§ IV

Chevauchement des orteils

Comprimé par une chaussure trop étroite, un orteil sort de sa position naturelle, passe dessus ou dessous les orteils voisins; telle est cette difformité qui gêne la marche au point de faire juger impropre au service militaire les jeunes sujets qui en sont atteints. Cette déviation, lorsqu'elle est récente, cède très-facilement à l'usage d'une chaussure large et à l'entrelacement des orteils avec un ruban de soie, de manière à ce que les orteils voisins servent de tuteurs à l'orteil dévié. Mais si la déviation est déjà très-ancienne, il y a déformation des surfaces articulaires ou rétraction des tendons; alors le traitement rentre dans le domaine de l'orthopédie, et la guérison ne peut s'opérer que par elle.

CHAPITRE X

CORS, OIGNONS, DURILLONS CALLOSITÉS

Il nous reste à parler de quelques affections très-communes, très-incommodes et souvent fort douloureuses auxquelles les pieds sont sujets. Nous traiterons assez longuement cette partie importante de leur hygiène, et, en indiquant les moyens de guérison les plus prompts, les plus sûrs, nous prémuniront le lecteur contre cette foule de remèdes secrets, dont les uns sont dangereux et les autres complétement nuls.

SECTION PREMIÈRE

Durillons, Callosités

Ces deux affections, qui ont leur siége à

la surface de la peau, ne sont autre chose qu'un épaississement de l'épiderme, occasionné par la compression ou le frottement. On s'en débarrasse facilement en faisant usage de bains de pieds tièdes prolongés; l'eau ayant détrempé la substance cornée, on la râcle avec un couteau mousse ou avec une pierre ponce, jusqu'à ce que la partie en soit entièrement débarrassée. — Un procédé moins long consiste à enlever les callosités, par tranches, avec un rasoir, ou à les user avec une lime à cors. Après l'opération on prend un bain de pied et l'on recouvre la partie avec un morceau de *sparadrap-baudruche*.

L'épaississement de l'épiderme de la plante des pieds constitue quelquefois une affection fort douloureuse portant le nom scientifique de *Tylosis*. Les callosités qui encroûtent le talon et la plante du pied, à sa région métatarsienne, tiraillent continuellement la peau saine avoisinante. Ces tirail-

lements causent des fissures plus ou moins
profondes qui, étant négligées, finiraient
par dégénérer en ulcères et rendraient la
marche tout à fait impossible. Le remède
le plus efficace, pour ramollir et détacher
ces croûtes, est un pédiluve alcalin, fait
avec une décoction de cendres de bois,
qu'on répète deux fois chaque jour jusqu'à
guérison complète.

SECTION II

§ Ier

Des Cors

De toutes les infirmités auxquelles les
pieds sont sujets, il n'en est, certes, point
de plus commune que les cors. Sur cent
personnes, quatre-vingt-dix, au moins, en
sont ou en ont été affectées. Les incommodités, et souvent les vives douleurs qu'occasionne un cor négligé, auraient dû fixer
l'attention des chirurgiens qui semblent

regarder comme au-dessous de leur profession le traitement d'un cor. Cette indifférence, qui vient de ce que des individus, étrangers à l'art de guérir, s'intitulent *pédicures* et exercent comme tels, n'est point rationnelle ; car, je ne sache point qu'il y ait motif de dédain plutôt pour le cor que pour une plaie, un ulcère, une fracture, etc., etc. Le cor est une affection très-gênante pour la locomotion, quelquefois très-douloureuse et, à ce titre, mérite que les gens de l'art s'en occupent.

§ II

Nature du Cor

Le cor est un tubercule provenant de l'épiderme dégénéré et durci, il se compose d'une couronne et d'un noyau ou tubercule, vulgairement appelé racine. La couronne est saillante quoique aplatie, rugueuse et lamellée. — Le noyau ou tu-

bercule ressemble à de la corne ; il est dur,
brun ou blanchâtre et toujours de forme
conique. Un cor peut être composé d'un
ou de plusieurs tubercules ; ces tubercules,
lorsqu'on néglige de les extirper, s'enfon-
cent dans l'épaisseur de la peau et pénè-
trent quelquefois jusqu'à la membrane des
os. Les anciens appelaient le cor douloureux *clavus pedi*, à cause de la douleur
pongitive qu'il occasionne, douleur compa-
rée à celle que ferait éprouver un clou s'enfonçant dans les chairs. On a aussi comparé
le tubercule ou racine du cor à de la corde
à boyau, laquelle se resserre par un temps
sec et se dilate par un temps humide. Ce
resserrement ou cette dilatation, qui rend
presque toujours le cor douloureux, lors
d'un changement de temps, a fait dire aux
personnes affectées de cors invétérés, qu'elles portaient un baromètre aux pieds ; mais
cela n'est pas encore physiologiquement
démontré.

§ III

Causes du Cor

Les cors se développent généralement sous l'influence de la compression d'une chaussure trop étroite ou des frottements d'une chaussure trop large. Les coutures, plis et inégalités formés par les bas ou chaussettes, dans le soulier ou la botte; les coutures des contreforts de la chaussure mal rabattues; les semelles intérieures, mal collées et qui se froncent; la négligence des soins de propreté, les sueurs irritantes, etc., etc., sont autant de causes qui prédisposent et donnent naissance aux cors. Enfin, dans un petit nombre de cas, on croit que les cors se développent sans cause externe connue, et dépendent d'une disposition particulière de la peau, chez certains sujets, doués d'une sensibilité exagérée. L'expérience prouve qu'il est des individus qui peuvent porter impunément des chaussures étroites ou dures, tandis que d'autres, malgré le soin qu'ils ont de faire usage de chaussures souples et n'occasionnant aucune gêne, sont affectés de cors, plus ou moins douloureux. Évidemment, chez ces derniers, la formation du cor dépend d'une disposition qui ne peut être combattue que par des soins hygiéniques incessants.

§ IV

Siége du Cor

C'est ordinairement sur l'articulation moyenne des orteils et sur le côté externe du gros et du petit orteil que le cor prend naissance ; il se développe aussi à la plante des pieds et entre les orteils. Le cor qui établit son siége entre les orteils est moins dur, moins étendu, mais les douleurs qu'il cause sont des plus vives, en raison des filets nerveux qu'il comprime et avec lesquels il contracte quelquefois adhérence. On lui donne le nom d'*œil de perdrix* lorsque, enlevé avec l'instrument tranchant, il se montre rouge au centre et entouré d'un cercle blanchâtre.

§ V

Formation et développement du Cor

Sous l'influence d'une compression ou d'un frottement continuel, l'épiderme rougit, devient douloureux ; l'élément muqueux de la peau est sécrété en plus grande abondance à l'endroit irrité, qui, quelquefois, se recouvre d'une petite ampoule. La cause agissant toujours, l'humeur muqueuse arrive incessamment et se dépose par couches plus ou moins circonscrites et forme, en ce durcissant, des lames cornées et inégales sur plusieurs points. Ces inégalités ou aspérités sont les rudiments des tubercules ou noyaux du cor. Le nombre et la direction des tubercules dépendent de la manière dont s'est formée la première concrétion muqueuse. Si cette concrétion n'a fourni qu'une seule asperité, le cor n'aura qu'un seul tubercule; si elle en a fourni plusieurs, le cor sera composé de plusieurs tubercules, comme dans l'espèce de cor nommé *oignon*. Ainsi, l'accroissement du cor a lieu par agrégation ; la matière composant son tubercule est une mucosité durcie, qui devient friable lorsqu'elle est sèche et qui ne possède aucune vitalité ; c'est un corps étranger dans la chair. Une fois que les tubercules sont formés, la pression de la chaussure les enfonce, chaque jour, davantage dans la peau, et cette pression est encore favorisée par la formation des lames cornées qui, se succédant les unes aux autres, constituent la couronne du cor. Cette théorie du cor démontre clairement que ce n'est point le tubercule, inerte par lui-même, qui est douloureux ; mais que ce tubercule, s'enfonçant dans la peau, par la pression de la chaussure, irrite le réseau nerveux cutané, et cette irritation, selon ses degrés d'intensité, cause des douleurs plus ou moins vives.

L'expérience suivante a donné la preuve palpable que la matière dont est composée la racine du cor, provient de l'humeur muqueuse et pigmentaire de la peau, et non de l'épiderme, comme on le croit généralement. — On a enlevé, avec un instrument tranchant, la superficie d'un cor à un Européen, et la substance cornée dont il se compose, ayant été macérée dans l'eau, est resté blanche. La même opération a été faite chez un nègre, et la substance du cor, ayant été également macérée, a conservé sa couleur noire, couleur qui dépend entièrement de l'enduit pigmentaire de la peau et non de l'épiderme (1). Il résulte de cette

(1) Voyez l'intéressante description de la peau et de ses fonctions, dans l'*Hygiène du Visage et de la Peau ;*

expérience, renouvelée plusieurs fois, que
la matière composant le cor est fournie
par l'humeur muqueuse et pigmentaire,
tandis que les durillons et callosités sont
produits par un épaississement de l'épiderme.

§ VI

Traitement et Guérison des Cors

Le traitement des cors, a dit un médecin distingué, a été abandonné à des
empiriques, aussi ignorants en anatomie
que rusés industriels, et plus effrontés
qu'intelligents. De là vient que cette partie
de l'art est restée fort en arrière des progrès de la chirurgie. Cependant, si l'on
s'en rapporte à toutes les affiches dont,
chaque jour, on tapisse les murs de la ca-

ouvrage éminemment utile surtout aux dames. On y
trouve les moyens aussi simples qu'efficaces de combattre les vices et altérations de la peau et d'en conserver la fraîcheur. Chez Dentu, libraire, Palais-
Royal.

pitale, et à ces nombreuses annonces qui remplissent les journaux, on doit trouver chez tel ou tel pédicure un spécifique éprouvé contre les cors. Ici, c'est un onguent vert; là, c'est un onguent jaune; ailleurs, il est rouge, brun, noir; partout c'est un remède secret qui produit des merveilles; il est infaillible, achetez et vous ne guérissez point. J'ai visité presque tous ces marchands de secrets; j'ai fait emplette de leurs spécifiques, je les ai soumis à l'expérience et je n'ai jamais eu à m'en louer; il en est qui auraient produit des effets pernicieux si je ne me fusse empressé d'y rémédier. Tous ces prôneurs de secrets infaillibles certifient que leur *spécifique ronge, dévore, consume le cor jusque dans ses racines*. Hélas! il faut qu'ils aient affaire à des gens bien crédules; car, celui qui aurait la plus légère notion de la nature du cor, reconnaîtrait dans ces mots leur ignorance et leur imposture.

En effet, la racine du cor étant beaucoup plus dure que les chairs environnantes, comment leur spécifique pourrait-il dévorer la racine sans intéresser la peau qui l'entoure? Le contraire arrive toujours, c'est-à-dire que le tubercule ou racine du cor, d'un tissu très-dur, n'est nullement attaqué par le prétendu spécifique, tandis que les parties saines, étant molles, sont rongées. Nous ne saurions trop engager nos lecteurs à se défier des guérisseurs de cor, lorsque leurs prétentions ne sont point étayées d'un titre scientifique.

Le traitement des cors se distingue en palliatif et en curatif :

§ VII

LE TRAITEMENT PALLIATIF consiste à couper ou à limer le cor, lorsque la douleur se fait trop vivement sentir. Cette douleur, occasionnée et entretenue par l'épiderme durci qui recouvre le tubercule, cède presque toujours à ce moyen. On taille ordinairement le cor avec un rasoir ; on enlève, lamelle par lamelle, la couche d'épiderme durci, en ayant bien soin de ne pas aller jusqu'au vif, puis, avec la pointe d'un grattoir, on creuse doucement l'endroit où existe le tubercule, afin d'en enlever le plus qu'on pourra. Cela fait, on recouvre la partie d'une mouche de *spara-drap-baudruche*. Le diachylon ainsi préparé est le meilleur, le plus efficace de tous les onguents que l'on puisse employer pour les cors.

§ VIII

Limes pour les Cors

Ces limes, faites d'un acier doux, et taillées en forme de râpe, usent le cor sans aucune douleur et si parfaitement que la personne qui s'en sert pour la première fois, en est étonnée. L'opération se fait ainsi : on lime peu à peu jusqu'à ce que l'épiderme durci soit tombé en poussière et que la racine paraisse à nu ; alors on enveloppe la partie limée d'un morceau de *sparadrap-baudruche*. Le surlendemain on recommence le limage de la même manière ; on continue cette petite opération de jour en jour, jusqu'à ce qu'on soit entièrement débarrassé.

La destruction des cors, par la lime, n'offre point les dangers du procédé par l'instrument tranchant, et, avec un peu de constance, on arrive quelquefois à une guérison complète. Mais, il faut le dire, le succès réside entièrement dans la bonne fabrication de cet instrument. Toutes les limes que débite le commerce sont loin de réunir les qualités exigées ; il n'existe que peu de fabricants qui en livrent de réellement bonnes. Parmi ces fabricants, se place en première ligne M. Charrière, artiste aussi intelligent qu'habile, à qui la

chirurgie française doit ses meilleurs instruments.

On ne doit jamais attaquer le cor avec
des acides concentrés, par la raison que le
tubercule du cor étant d'une matière beaucoup plus dure que la peau environnante,
les acides détruiraient le tissu de la peau
et mordraient à peine la superficie du
tubercule.

SECTION III

§ Ier

Traitement curatif

L'extraction du tubercule ou racine est
le seul moyen de guérison prompte et du-
rable des cors ; c'est aussi le moyen le plus
simple et le plus exempt d'inconvénients.
L'extirpation d'un cor, faite par une main
habile, est toujours couronnée de succès.

Lorsque le cor est récent, il devient facile de l'enlever soit en le grattant avec

l'ongle, soit en le râclant avec une lame de grattoir, parce que son tubercule, tout à fait superficiel, se déracine aisément. Au contraire, quand le cor est ancien, le tubercule se trouve logé profondément, et les difficultés de son extraction augmentent en raison de sa profondeur. Voici la meilleure manière d'en opérer soi-même l'extraction :

On prend un instrument tranchant, le rasoir, le bistouri, le canif et mieux une lame à deux tranchants, bien affilée, ayant la forme d'un grattoir à papier. On enlève légèrement, couche par couche, l'épiderme durci, qui forme la couronne du cor ; bientôt on découvre un ou plusieurs petits points bruns ou blanchâtres, qui sont les tubercules ou racines du cor. Avec la pointe du grattoir on cerne, on isole les tubercules de manière à arriver, doucement et sans effusion de sang, jusqu'à leur base ; le tubercule une fois isolé, si on peut le saisir avec des pinces, on l'arrache ; sinon, il faut le détacher peu à peu et avec précaution. L'extirpation faite, il reste un ou plusieurs petits trous, selon le nombre des tubercules extirpés, d'où suinte une humeur rosée. On verse immédiatement une goutte de *lait d'Hébé* dans ces petits trous, et quelques minutes après on prend un bain de pied tiède de quinze minutes de durée. Les dépendances du cor qui n'ont pu être extraites, se gonflent dans l'eau, deviennent blanchâtres et spongieuses ; alors on les essuie et on les coupe avec des ciseaux, ou on les use avec une lime. On enveloppe ensuite l'orteil opéré dans un morceau de *sparadrap-baudruche*. Telle est la petite opération au moyen de laquelle on se débarrasse complétement d'un cor, sans avoir recours aux onguents et emplâtres des charlatans qui ne guérissent jamais, et qui sont bien souvent nuisibles.

Lorsque les cors, composés de plusieurs tubercules, sont invétérés, douloureux, très-volumineux et, par conséquent, fort difficiles à extirper soi-même, nous conseillons le ministère d'un pédicure adroit et instruit dans son art.

Afin que les lecteurs puissent juger de l'habileté du pédicure, par la méthode opératoire qu'il devra employer, ou encore pour diriger les personnes qui désireraient se livrer à cet art, nous résumerons quelques passages d'un manuel consacré au traitement et à la guérison des cors.

Le pédicure se placera à côté d'une croisée où le jour sera beau et bien clair; il s'assiéra sur une chaise et son pied gauche sera rehaussé au moyen d'un petit tabouret. La personne qu'on doit opérer se placera en face du jour, assise sur une chaise ou un fauteuil un peu plus élevé, ou encore sur une table. Le pédicure aura une serviette sur son genou gauche, contre lequel il assujettira le pied à opérer ; il aura à sa droite une autre chaise sur laquelle il disposera, en ordre, les instruments nécessaires à l'opération.

Le pédicure commencera d'abord par amincir, avec l'instrument tranchant, les cors qui offrent baucoup d'épaisseur ; ensuite, il circonscrira le cor, en grattant le pourtour avec la pointe du *quadrille* ou poinçon carré ; il imitera les ouvriers qui travaillent à déraciner un arbre. Après s'être fait jour et avoir isolé le tubercule du cor, il le saisira avec des pinces à disséquer, et pour le séparer entièrement de la dernière couche épidermique, il le déchaussera peu à peu, tantôt avec le *furet*, tantôt avec la *navette*.

Les poinçons, montés sur de petits manches, se tiennent comme une plume à écrire ; les deux derniers doigts servent de point d'appui. La main doit être sûre et

légère, pour bien suivre les dernières ra-
mifications du cor, à travers les inégalités
de l'épiderme durci, pour les détacher, les
enlever, sans intéresser le derme, et sans
causer la moindre douleur. A la sûreté de
la main il faut joindre aussi la bonté de la
vue ; quant à la dextérité à manier les instruments, c'est la pratique et l'exercice
qui la fait acquérir.

Le pédicure apportera la plus grande
attention à ne pas causer de douleur, et à
ne répandre une seule goutte de sang ; il
opérera sans se presser, et détachera peu à
peu le tubercule avec la pointe de l'instrument, en déchirant légèrement ses adhé-
rences. Si le sommet du tubercule ou
racine adhérait, soit à quelque tendon ou
filet nerveux ; soit au périoste ou à la cap-
sule synoviale de l'articulation, il redou-
blera de précaution et ne s'obstinera
jamais à aller plus loin s'il y a danger. Il
est préférable dans ce cas, d'attendre quel-

ques jours avant de recommencer l'opération.

Nous le répétons encore : lorsque le tubercule a été parfaitement isolé, au moyen du poinçon droit ou recourbé, on le saisit avec la pince et on l'enlève doucement, afin de ne point le rompre, car s'il se rompait et qu'il en restât une petite parcelle, cette seule parcelle donnerait naissance à un nouveau cor. et l'opération serait à recommencer. Le succès complet de l'opération dépend strictement de l'extraction totale des tubercules. Or, c'est sur ce point important que le pédicure doit fixer toute son attention.

Après l'extraction du tubercule, il reste à l'endroit où il était logé une petite excavation dans laquelle on versera une goutte de *lait d'Hébé* ; puis on essuie la partie et on l'enveloppe d'une bandelette de *sparadrap-baudruche*.

Si l'opération a été bien faite, la douleur

n'existe plus et le pied se trouve dégagé comme s'il n'avait jamais eu de cor. Au contraire, si l'on éprouve quelques élancements, c'est un signe que l'extraction a été imparfaite, et qu'il faudra recommencer l'opération sous huit jours. Cette seconde opération, beaucoup moins difficile que la première, est ordinairement suivie de succès.

La méthode de détruire les corps par le feu ou les acides concentrés, ne compte que des victimes. Nous avons déjà démontré que les acides corrodaient les chairs environnantes, et ne détruisaient point les tubercules composés d'une matière très-dure. La méthode par extraction est la seule rationnelle.

Nous recommandons surtout de ne jamais livrer son pied qu'à un pédicure habile ; car les dangers auxquels peuvent exposer la maladresse d'un pédicure ignorant, sont à redouter. Aussi beaucoup de personnes, dans la crainte d'avoir affaire à un charlatan inexpérimenté, préfèrent couper elles-mêmes leurs cors. Si l'opération n'est point aussi parfaite qu'étant pratiquée par un pédicure habile, on a du moins l'avantage de renouveler cette opération lorsqu'on veut, avantage d'autant plus grand, que les extractions souvent répétées finissent par détruire complétement l'infirmité.

C'est une erreur de croire que les bains de pieds fréquents guérissent les cors en les ramollissant. L'eau ne ramollit l'épiderme que momentanément; lorsque les pieds sont sortis de l'eau, la couronne du cor devient plus dure, parce que l'eau a enlevé à l'épiderme sa matière onctueuse; on devra donc, pour éviter cet inconvénient, s'onctionner les pieds, après le pédiluve, avec un corps gras et mieux avec la *crème lénitive*, qui leur communiquera une bonne odeur.

§ II

Soins consécutifs

Deux choses sont nécessaires, indispensables pour s'opposer à la formation d'un nouveau tubercule ou pour favoriser la destruction des fragments tuberculeux, s'il en existe ; la première est de toucher la partie opérée avec la *teinture d'iode* ; la seconde est de la couvrir de *sparadrap-baudruche*, qu'on devra changer chaque jour en ayant soin d'examiner l'état du cor. Si l'on aperçoit une lame d'épiderme épaisse et blanchâtre, il faut l'enlever avec l'instrument tranchant ou les ciseaux.

Lorsque les tiraillements qu'on exerce sur l'épiderme ne produisent aucune douleur, c'est signe que le tubercule n'existe plus et qu'une peau saine remplacera bientôt l'épiderme durci qui recouvre le cor. — Dans le cas où l'on négligerait de renouveler le *sparadrap-baudruche*, il pourrait arriver que la lame d'épiderme, dont nous venons de parler, s'épaississant et se durcissant, chaque jour, par le frottement de la chaussure, donnât naissance à un nouveau tubercule; c'est ce qu'on évitera facilement par l'emploi répété du *sparadrap-baudruche.*

On doit bien se pénétrer de cette vérité que le nettoyage des pieds, atteints de cors, exige les mêmes soins consécutifs que celui des dents. Or, lorsque les dents, encroûtées de tartre, ont été nettoyées par un dentiste, il est de toute nécessité que la personne entretienne par des soins journaliers, la propreté de sa bouche; sans cela le nettoyage serait bientôt à recommencer; il en est de même pour les pieds; après l'extraction des cors, des soins sont indispensables pour s'opposer au renouvellement de nouveaux tubercules.

Règle générale. — On ne doit tenter l'extraction d'un cor qu'au moment où il ne cause que peu ou point de douleur. Lorsqu'il est, au contraire, très-douloureux, il faut garder le repos et envelopper l'orteil d'un petit cataplasme, ou d'un emplâtre émollient, jusqu'à ce que l'irritation des parties environnantes soit calmée. Si l'irritation résiste à ce moyen, on peut en induire qu'un petit abcès se forme autour du tubercule; alors, on appliquera sur le cor un plumasseau, enduit d'onguent de Lamert ou de tout autre onguent suppuratif, pour hâter la formation et la sortie du pus, ce qui a ordinairement lieu après deux fois vingt-quatre heures.

Telle est l'histoire physiologique du cor; tels sont les moyens les plus rationnels à employer pour obtenir la guérison complète et radicale de cette infirmité.

§ III

Oignons

L'oignon est un véritable cor, composé

de plusieurs noyaux ou tubercules; il ne diffère de celui-ci que par la forme et la plus grande étendue qu'il occupe. Les tubercules de l'oignon, ordinairement petits comme des graines de millet, affectent une forme tantôt ovale et tantôt conique; souvent ils sont pellucides comme une lame de corne; quelquefois ils revêtent une couleur brune avec un point noir à leur centre. Les chairs environnantes paraissent tuméfiées, bulbeuses, mollasses et rougeâtres; à sa surface il se fait, parfois, une exfoliation épidermique ayant quelque ressemblance avec les pelures d'oignon.

Les causes et la nature de l'oignon étant les mêmes que celles du cor, le traitement doit être semblable, hormis quelques modifications; mais il demande plus de temps et de précautions.

CHAPITRE XI

§ Ier

DES VERRUES

On a donné ce nom à de petites excroissances rugueuses qui naissent dans la portion fibreuse de la peau et jettent leurs
racines à la surface de l'épiderme. Contrairement au tubercule du cor, qui est
insensible par lui-même, les radicules
fibreuses composant la verrue, sont douées
de vie et d'une sensibilité quelquefois très-
vive, et laissent sortir du sang lorsqu'on
les coupe.

Selon leur nombre, leur volume et la
partie du corps où elles se montrent, les
verrues constituent une affection de peau
fort désagréable et fort incommode. Rela-

tivement à la forme, elles sont tantôt plates et à large base, tantôt oblongues et pédiculées; mais le plus généralement elles tiennent le milieu entre ces deux termes.

La cause déterminante des verrues est locale ou générale. Lorsque les verrues ont leur principe dans un vice constitutionnel, leur guérison ne peut avoir lieu que par un traitement interne du ressort de la médecine; lorsqu'elles dépendent d'une cause locale, ce qui arrive le plus communément, leur guérison n'exige qu'un traitement local ou extérieur.

§ II

Traitement des verrues

De même que pour le mal de dents et la brûlure, une foule de remèdes secrets ont été vantés contre les verrues. Ces remèdes, plus ou moins nuls et bizarres, sont de véritables secrets de bonnes femmes qui se transmettent traditionnellement, mais dont la réussite n'arrive que par hasard ou jamais.

Parmi ces nombreux soi-disant spécifiques, on cite le suc de chélidoine, de tithymale, de figuier, de lierre, de ciguë, d'aristoloche, de rhue, de grande consoude, etc... la graine de basilic écrasée; les cendres de frêne, de saule, de sarment délayées dans du vinaigre ; les toiles d'araignée, la fiente de pigeon, les crottes de chèvres également délayées avec du vinaigre, etc., etc. Tous ces remèdes vulgaires n'ont, pour la plupart, que des vertus négatives, et quelquefois peuvent faire mal au lieu de guérir.

A l'époque de lumières où nous vivons, on ne croit plus aux *arcanes* des commères ; on va consulter les livres de science ou les hommes de l'art, ce qui est infiniment préférable et beaucoup moins dangereux.

Dans notre ouvrage intitulé : *Hygiène du*

Visage et de la Peau, nous avons déjà décrit les divers procédés usités pour l'extirpation des verrues; nous répéterons ici que le meilleur de tous les procédés est la ligature avec un fil ciré, pour les verrues à pédicules; et la destruction par l'acide azotique ou par l'azotate d'argent, pour celles qui ont une large base. Pour faire disparaître ces dernières, on enlève, avec un instrument tranchant, la superficie dure et rugueuse de la verrue, puis on plonge une petite allumette de bois, taillée en pointe, dans l'acide azotique; on a soin de la secouer pour faire tomber l'excès d'acide, puis on promène la pointe de l'allumette, seulement humectée d'acide, sur toute la surface de la verrue; on répète cette petite opération, matin et soir, et au bout de quelques jours, les radicules de la verrue désunies, corrodées par l'action de l'eau forte, se détachent en les grattant avec l'ongle. On arrive au même résultat en touchant la verrue avec un crayon d'azotate d'argent.

On recommande aux personnes affligées de plusieurs verrues aux mains, de n'en opérer qu'une seule (la plus grosse); l'expérience a prouvé ce fait singulier, que la chute de la plus grosse verrue entraînait ordinairement celle de ses voisines.

Mais lorsque les verrues ont pullulé au point de couvrir les mains ou toute autre partie du corps, l'emploi du caustique serait trop long et trop douloureux; il faut, dans ce cas, les traiter de la manière suivante :

Le soir, avant de se coucher, on couvrira la partie verruqueuse d'un morceau de sparadrap ou d'un cataplasme; le lendemain on la lavera avec de l'eau fortement vinaigrée et dans laquelle on aura préalablement fait dissoudre une poignée de sel de cuisine; puis, après l'avoir essuyée, on la frictionnera avec du sel ammoniac. On pratiquera cette opération trois fois par jour, jusqu'à ce que les verrues tombent et disparaissent. — On a conseillé la poudre de sabine en remplacement du sel ammoniac.

Un médecin distingué a préconisé le sel ammoniac, comme un spécifique éprouvé contre les verrues des mains ; voici sa manière d'opérer : — Il commence par faire prendre un *manuluve* d'eau salée de cinq à six minutes ; après avoir essuyé les mains, il rase légèrement la superficie des plus grosses verrues, et les lotionne ensuite avec une dissolution de sel ammoniac qu'on laisse sécher sans essuyer. Ces lotions sont répétées trois fois par jour, et le soir il applique des compresses trempées dans une dissolution un peu plus concentrée de sel ammoniac. Au bout de quelques jours, les verrues s'entr'ouvrent et tombent d'elles-mêmes sous l'influence de ce petit traitement.

CHAPITRE XII

SECTION PREMIÈRE

§ 1er

DES ENGELURES

Le mot engelure vient de *gelu,* gelée,
parce que c'est sous l'influence des premières gelées que les engelures se développent. L'engelure est une affection inflammatoire de la peau, caractérisée par
la rougeur et la tuméfaction de la partie
malade : ses causes sont les premiers froids
de l'hiver et les brusques alternatives de
température qui ont lieu au commence-
ment de cette saison. La mauvaise habitude d'approcher les pieds ou les mains du

13.

feu lorsqu'ils sont engourdis par le froid, ou quand on vient de les laver, en est ordinairement la cause déterminante.

Les personnes délicates, lymphatiques, à peau fine, et particulièrement les scrofuleuses, y sont plus sujettes que les autres, surtout pendant la jeunesse.

Les régions du corps sur lesquelles l'engelure se développe sont les mains, les pieds, les oreilles, le nez et plus rarement le coude et les lèvres ; on lui donne le nom de *mule* lorsqu'elle se fixe au talon.

§ II

Symptômes et formation de l'engelure.

Jusqu'ici, aucun pathologiste n'a bien suivi le travail qui s'opère dans le tissu cutané, lors de la formation de l'engelure. Nos études et nos expériences sur la peau, nous ont enfin permis de saisir la cause mécanique du travail inflammatoire qui donne naissance à l'engelure ; en voici les détails.

Le lacis vasculaire sous-épidermique est composé de deux ordres de vaisseaux, les *artériels* et les *veineux*. La fonction des artères est de porter, dans les organes et sur toute la surface du corps, le sang artériel qui vient du cœur ; la fonction des veines est de prendre le sang artériel pour le ramener au cœur ; tel est, en quelques mots, le mécanisme de la circulation sanguine. L'action du froid intense sur la peau a pour résultat invariable de ralentir, de suspendre la circulation capillaire ; le sang, par suite de ce ralentissement, se refoule dans les gros vaisseaux, les engorge, tandis que l'enveloppe cutanée se refroidit ; mais aussitôt que l'action du froid cesse, il s'établit une réaction, c'est-à-dire que le sang se précipite avec violence dans les petits vaisseaux ; alors la partie se réchauffe et la peau devient rouge. Au bout de quelques minutes, lorsque la circulation a repris son cours normal, la rougeur et la chaleur disparaissent et la peau revient à son état naturel. Les mains plongées dans la neige et retirées après quelques secondes, donnent un exemple du phénomène de la réaction. Un phénomène semblable se passe au début de l'engelure, avec cette différence que l'équilibre normal ne se rétablit point après la réaction et que la partie reste engorgée. Mais, pourquoi l'équilibre circulatoire ne se rétablit-il pas? En voici la raison :

Le tissu des artères est très-serré, très-résistant ; celui des veines est au contraire mou, facile à déprimer ; or, si le froid agit sur les veines en resserrant leur tissu et diminuant leur calibre, on conçoit facilement que les artères apporteront plus de sang que les veines rétrécies ne pourront en reprendre, et que l'équilibre circulatoire sera détruit. C'est exactement ce qui arrive pendant la formation de l'engelure ;

le sang gorge les capillaires artériels, les
dilate; la partie s'échauffe peu à peu, devient rouge et se tuméfie. Lorsque la partie, ainsi tuméfiée, est soustraite à l'action
du froid, la constriction des veines cesse
par degré, mais la dilatation des capillaires
artériels subsiste encore pendant quelques
instants. Jusque-là, point d'atteintes profondes; mais, les jours suivants la même
cause, c'est-à-dire le froid, vient, à diverses
reprises, renouveler les mêmes phénomènes; alors l'engelure est déclarée.

L'engelure naissante s'annonce par la
chaleur et la rougeur de la peau, accom-
pagnée de démangeaisons; c'est surtout
vers le soir, quand on approche l'engelure
du feu, que ces symptômes se manifestent.

Lorsque l'engelure est abandonnée à
elle-même, elle suit sa marche inflammatoire; la chaleur et la rougeur augmentent
d'intensité; les démangeaisons, d'abord
supportables, deviennent de plus en plus

vives, souvent intolérables et l'on cède au besoin impérieux de se gratter. Les frottements sont toujours nuisibles parce qu'ils peuvent déchirer l'engelure et donner lieu à une plaie. Si l'on ne se hâte d'arrêter la marche toujours croissante de l'engelure, l'irritation se propage profondément, la tuméfaction augmente, la peau passe successivement du rouge pourpre au rouge violacé; puis, la peau prend une teinte marbrée, livide; alors les douleurs deviennent brûlantes, pongitives. Lorsque l'engelure est arrivée à ce point, de petites vésicules remplies d'une sérosité jaunâtre soulèvent l'épiderme, et forment, en se crevant, autant d'ulcérations à bords irréguliers, violacés, blafards. Ces ulcérations peuvent, si elles sont négligées, faire de rapides progrès, attaquer l'épaisseur du derme, les muscles, les tendons et même les os. On a vu des engelures ulcérées amener la gangrène et causer la mort. Cette courte description des ravages que peut causer l'engelure négligée, fait ressortir l'urgence de la combattre aussitôt qu'elle paraît et d'en opérer la complète guérison.

§ III

Traitement des engelures.
Guérison.

Pour traiter avec succès une maladie, il faut en connaître la cause et le siége ; or, la cause et le siége de l'engelure étant connus, il devient facile d'y porter remède.

Le traitement des engelures se distingue en préservatif et en curatif.

Le traitement *préservatif* consiste à se préserver des atteintes du froid, dès les premières gelées ; à éviter les transitions brusques d'une température froide à une température trop chaude et *vice versa*. Ainsi, lorsqu'on a les mains et les pieds glacés, on ne doit jamais les rapprocher d'un feu ardent. L'usage des manchons, des gants fourrés, est nuisible aux personnes sujettes aux engelures, parce que les fourrures ont la propriété de conserver aux mains une chaleur humide et de les rendre beaucoup plus impressionnables à l'action du froid. Il en est de même pour les chaussures; on aura soin de ne jamais garder une chaussure humide et d'avoir toujours les pieds secs. La chaleur obtenue par l'exercice est toujours préférable à celle du foyer. On évitera les pédiluves et manuluves chauds, parce qu'ils ramollissent, relâchent, affaiblissent la peau et la rendent plus impressionnable au froid. Un moyen préservatif très-efficace, consiste à tonifier, dès les premiers froids, la peau sujette à l'engelure, par les lotions d'eau froide naturelle ou aiguisée de quelques substances toniques et astringentes, afin de mettre la peau à l'épreuve des rigueurs de l'hiver.

§ IV

Traitement curatif.

Ce traitement comprend plusieurs moyens, dont les uns sont applicables aux engelures non ulcérées et les autres aux engelures ulcérées.

Dans le premier cas, il s'agit simplement de soustraire la peau engelurée à l'action irritante de l'air froid, et de rétablir l'équilibre circulatoire détruit entre les capillaires artériels et veineux. Diverses formules ont été données pour arriver à ce but; nous pensons que les corps gras et légèrement astringents sont préférables aux autres et les seuls qu'on puisse employer sans danger, parce qu'il est reconnu que l'enduit gras dont on recouvre la peau détruit, en partie, l'action de l'air froid et ne répercute jamais l'humeur, dans le cas où la nature chercherait à l'éliminer.

14

Parmi les nombreuses recettes qui ont été préconisées contre les engelures, on vante les lotions d'eau végéto-minérale, d'alcool camphré ou d'ammoniaque étendus d'eau; la teinture de myrrhe, l'eau de chaux, la décoction de tan, le vin bouilli avec du sel et de l'alun; les pommades camphrée, belladonée, saturnée; les fumigations aromatiques de romarin, de jusquiame, etc., etc.

Nous relèverons ici quelques recettes tirées des *Annales d'Hygiène et de Médecine :*

        Baume de Fioraventi. .   .   .   125 grammes.
        Acide sulfhydrique. .   .   .   .   22 gouttes.

Mettez dans le creux de la main la quantité d'une cuillerée à café et frictionnez, matin et soir, la partie affectée d'engelure.

Bain de pied résolutif contre les engelures

Écorce de chêne.	500 grammes.
Gros vin rouge.	2 litres.
Eau.	8 —

Faites bouillir jusqu'à réduction des deux tiers, puis ajoutez :

Alun	30 grammes.

Deux ou trois bains, d'une demi-heure chaque, suffisent pour dissiper les enge-lures commençantes.

Poudre résolutive contre les engelures

Borate de soude	16 grammes.
Sulfate d'alumine	12 —
Farine de tan.	10 —
Son de blé.	50 —
Poudre d'iris de Florence.	30 —

Pulvérisez finement toutes ces substan-ces et aromatisez avec :

Huile volatile d'écorce d'oranger.	25 gouttes.

On met un peu de cette poudre dans le creux de la main, on l'humecte avec quelques gouttes d'eau de roses, pour en faire une pâte demi-liquide avec laquelle on frictionne exactement la peau des mains ou des pieds, sujette aux engelures. On aura soin de ne point essuyer la partie et d'y laisser sécher la pâte.

Cette pâte assouplit la peau, lui donne de la blancheur et assez de ton pour la prémunir contre les engelures; on peut aussi en faire usage, comme cosmétique, pour se blanchir les mains.

Pommade contre les engelures naissantes.

Chlorite de chaux.	4	grammes.
Borax.	4	—
Axonge de porc.	32	—

Broyez dans un mortier et faites une pommade. On frictionne, matin et soir, les engelures, et, après la friction, on enveloppe la partie d'un linge fin.

Ces diverses recettes peuvent être plus ou moins bonnes ; mais un moyen qui nous a toujours réussi et que nous regardons, par conséquent, comme le plus efficace est la *pommade spécifique contre les engelures*. Cette pommade, composée de substances onctueuses, astringentes et toniques à la fois, remplit exactement les deux conditions du traitement dont nous avons parlé : 1° préserver la peau de l'action irritante de l'air et de la tonifier ; 2° détruire la dilatation des capillaires artériels et rendre aux veines, resserrées par le froid, leur calibre ordinaire. Ce spécifique éprouvé sur une foule de personnes de tout âge et des deux sexes, dans des manufactures et des ateliers, n'a jamais manqué son effet ; la guérison s'opère en quelques jours.

SECTION II

Engelures ulcérées

Le traitement des engelures ulcérées varie selon l'étendue, la profondeur et la constitution du sujet. — La première indication est de garantir la peau ulcérée du contact de l'air et de garder le repos, si c'est aux pieds. On pansera l'ulcération, matin et soir, avec un linge fin et mieux des plumasseaux de charpie enduits d'un cérat dont suit la formule :

Pommade contre les engelures ulcérées

Feuilles de jusquiame. . . }
   — de pomme épineuse. }
   — de sureau. . . . } de chaque, 1/2 poignée.
   — de douce amère. . }
Axonge fraîche. . . . . . . 500 grammes.

Faites cuire jusqu'à consomption d'humidité et passez à travers une étamine, puis mettez dans des pots où le refroidissement amènera la consistance du cérat.

Avant chaque pansement on pourra faire des lotions sur les parties ulcérées avec de l'eau blanchie par quelques gouttes de S. acétate de plomb. S'il arrivait que l'on fût obligé d'appliquer des cataplasmes pour calmer la violence des douleurs, on recommande de les appliquer froids.

Lorsque le fond des ulcérations se montre grisâtre ou fongueux, il devient nécessaire de les toucher avec le beurre d'antimoine ou le nitrate d'argent fondu, soit encore avec l'azotate de mercure.

Il est prudent de mettre le sujet au régime, quand les ulcérations restent stationnaires ou s'élargissent au lieu de diminuer. Le régime consiste à modérer la quantité d'aliments et à s'abstenir de tout mets irritant ou indigeste, de même que de toute boisson excitante.

S'il se présentait des symptômes d'embarras gastrique, il conviendrait de mettre le sujet à l'usage d'une infusion de chicorée pendant quelques jours, et de lui administrer ensuite un léger vomitif. Enfin, si les engelures coexistaient avec une maladie interne qui pût en retarder la guérison, il serait urgent de traiter cette maladie en même temps.

De tous les accidents qui peuvent compliquer les engelures ulcérées, il n'en est point de plus à redouter que la gangrène. On reconnaît la grangrène aux signes suivants : — La partie qui était d'un rouge vif devient blafarde, brune : la chaleur s'éteint, la sensibilité disparaît ; l'ulcération devient livide et bientôt se recouvre d'une croûte noirâtre, nommée escharre, qui annonce que tout principe de vie s'est éteint en cet endroit.

Le traitement, dans le cas de gangrène, doit être modifié selon la constitution et l'état du malade. On administre à l'intérieur des potions toniques, on lave la partie gangrenée avec de l'eau chlorurée, puis on la saupoudre avec un mélange de charbon et de quinquina en poudre. On se sert ensuite de cataplasmes pour détacher l'escarrhe et d'onguent styrax pour favoriser la suppuration et raviver la plaie. Mais ces indications sont encore imparfaites; le plus court et le meilleur parti à prendre, lorsque l'engelure ulcérée est menacée de gangrène, est de se confier aux soins éclairés d'un médecin qui, seul, est compétent dans la question qui nous occupe. La gangrène est un ennemi terrible, on ne saurait trop tôt l'arrêter.

CHAPITRE XIII

§ Ier

COUPURES

Les coupures sont ordinairement faites par des instruments tranchants, des fragments de verre, des cailloux, etc ; elles sont profondes ou superficielles, de grande ou de petite dimension. Les coupures très-étendues exigent un pansement chirurgical ; les petites coupures se guérissent facilement et en peu de temps.

La première indication, lorsque la peau vient d'être entamée, est de s'assurer si la blessure ne recèle point une parcelle de

l'instrument vulnérant, ou tout autre corps
étranger, et de l'extraire avec soin s'il en
existe. Ensuite, on étanche le sang et l'on
affronte très-intimement les deux lèvres
de la coupure, que l'on maintient par des
bandelettes de sparadrap ou de taffetas
gommé. Il ne faut pas craindre de multiplier ces bandelettes; car, plus la réunion
des deux lèvres de la plaie est exacte et
solide, plus la cicatrisation est prompte.

Nous ferons observer aussi, que moins
une blessure reste exposée à l'air, plus il
y a de chances de cicatrisation sans suppuration. Sept ou huit jours suffisent ordinairement pour obtenir une cicatrisation complète, lorsque le pansement a été
bien fait.

Dans les coupures avec hémorrhagie ou
écoulement de sang artériel, qu'il est difficile d'arrêter, on a conseillé une solution
d'*ergotine* et l'*eau Brochieri*. Il suffit d'appliquer sur la coupure sanglante un linge

imbibé de cette eau pour arrêter l'hémorrhagie.

§ 11

PIQURES

Dès qu'un instrument piquant, un fragment de verre, une épine, une écharde, etc.,
est entré dans la peau, il est nécessaire,
comme pour les coupures, de retirer le
corps étranger s'il y est resté ; puis, il faut
opérer de fortes pressions autour de la piqûre, afin d'en provoquer la sortie du
sang ; cela fait, on plonge la partie dans
un vase d'eau fraîche ; on la retire au bout
de quelques minutes, on l'essuie et tout
est terminé. Lorsque c'est sous l'ongle que
la piqûre a eu lieu, en outre des indications précédentes, il faut frapper le doigt
piqué, avec une lame de couteau, une
règle, une spatule ou tout autre instrument,
dans le but de forcer le sang épanché de

sortir. On enveloppe ensuite le doigt d'un linge mouillé, qu'on trempe dans l'eau dès qu'il commence à sécher. On renouvelle cette petite opération aussi long-temps que la douleur persiste.

§ III

CONTUSIONS

Lorsqu'une partie du corps a été contu-sionnée par un choc quelconque, on doit la frictionner immédiatement avec une eau aromatique. L'*arnica* jouit, contre les contusions et les chutes, d'une réputation populaire; sans révoquer en doute ses vertus, nous donnons néanmoins la préférence à l'*eau balsamique*. Une cuillerée de cette liqueur aromatique, jetée dans un verre d'eau, produit un lait suave qui a la propriété de dissiper en peu de temps les plus profondes meurtrissures, les ecchymoses les plus larges. Il ne s'agit simplement que de tremper dans cette eau un linge plié en plusieurs doubles, et de l'appliquer sur la meurtrissure; on retrempe le même linge dans la même eau dès qu'on s'aperçoit qu'il commence à sécher, parce qu'il est essentiel que la partie soit tenue dans une humidité permanente. Au bout de peu de jours, la partie contuse est revenue à son état naturel. Nous avons été mainte et mainte fois témoin de l'efficacité de cette eau, que nous croyons très-supérieure à l'arnica.

§ IV

BRULURES

Il existe une foule de remèdes contre la brûlure; il n'est pas de charlatan ou de bonne femme qui n'a son spécifique. Il faut se défier de ces remèdes qui sont généralement plus nuisibles qu'utiles.

Le traitement de toute brûlure légère se résume dans ces deux moyens :

1° Faire avorter l'inflammation qui suit nécessairement la brûlure;

2° Modérer l'inflammation lorsqu'il a été impossible de la faire avorter.

Les brûlures aux doigts, aux mains et au visage doivent être combattues au moment même, si l'on ne veut pas qu'il en résulte une cicatrice quelquefois fort désagréable.

De tous les secrets et remèdes préconisés contre la brûlure, voici le plus rationnel, le plus prompt, et, par conséquent, le meilleur :

Aussitôt qu'on s'est brûlé, il faut tremper la partie intéressée dans un petit vase contenant de l'ammoniaque liquide *pure*, et l'y laisser cinq minutes. Ou encore tremper un linge, plié en plusieurs doubles, dans l'ammoniaque *pure* et l'appliquer sur la partie brûlée. Il est de toute nécessité que ce linge soit constamment humide d'ammoniaque; car, aussitôt qu'il

se dessèche, la douleur reparaît; il faut
donc avoir soin de renouveler la lotion
toutes les fois que le cas l'exige.

Sous l'influence de ce petit traitement,
la phlyctène ou vésicule remplie de sérosité qui accompagne la brûlure, n'a pas
lieu; la douleur est nulle; la brûlure a
complétement avorté. Le lendemain, on
aperçoit l'épiderme où siégeait la brûlure, blanchâtre et raccorni. Quelques
jours plus tard, cet épiderme se détache
par lambeaux et tout est fini.

On a aussi préconisé le coton cardé
contre la brûlure. En effet, il réussit assez
bien contre les brûlures légères. On entoure la partie brûlée d'un petit plumasseau de coton cardé, en ayant soin de
ne pas le tasser; puis, on le fixe mollement sous du linge fin. De même que
l'ammoniaque, le coton prévient la douleur et dessèche l'épiderme. Quand la
douleur renaît, c'est un signe que le co-

ton s'est tassé; alors il faut recommencer une nouvelle application comme la première.

Maintenant, nous allons donner l'explication de l'action de l'ammoniaque sur la brûlure.

L'ammoniaque pure est caustique; son contact prolongé sur la peau saine forme une vésicule; mais, sur la peau brûlée, son action n'est plus la même. Elle possède alors la propriété de durcir l'épiderme brûlé; elle lui donne la force de résistance qu'il avait perdue et le colle sur le tissu muqueux de la peau; de telle sorte que l'afflux de la sérosité qui forme la vésicule devient impossible; on produit un effet semblable en approchant du feu la partie brûlée et en ayant assez de volonté pour endurer la souffrance d'une seconde brûlure. Le feu durcit l'épiderme brûlé de même que l'ammoniaque pure.

La médecine emploie, comme spécifique

14

contre les brûlures, le liniment *oléo-calcaire* dont nous donnons la composition au formulaire de cet ouvrage. L'application de ce liniment est loin d'être toujours couronnée de succès; nous confessons avoir vu trois ou quatre applications oléo-calcaires échouer complétement. Lorsqu'on enleva l'appareil qui maintenait ce liniment, on trouva au-dessous la brûlure passée à l'état de plaie suppurante. Nous croyons donc que l'ammoniaque liquide et le coton cardé sont beaucoup plus sûrs.

FIN

PETIT FORMULAIRE

COSMÉTIQUE

PETIT FORMULAIRE

INDIQUANT DIVERSES PRÉPARATIONS DES PLUS FAVO-
RABLES A LA PEAU, ET D'UNE EFFICACITÉ ÉPROUVÉE
CONTRE DIVERSES AFFECTIONS DE *cet organe*.

Pâtes pour les mains

La parfumerie prépare une grande variété de pâtes
pour les mains, qui, toutes, ont pour base la farine
d'amandes, le miel, la potasse ou la soude. La plupart de ces pâtes sont défectueuses, par la raison
que si elles nettoient la peau, c'est à la potasse ou
à la soude qu'elles doivent cette propriété; alors
elles ne l'adoucissent point. Dans le cas, au contraire, où elles l'adoucissent, c'est qu'elles contien-
nent un excès d'huile, et elles poissent au lieu de
nettoyer. Voici quelques recettes :

Pâte d'amandes au miel

Farines d'amandes amères. . .	500	grammes.
Huile d'amandes douces. . . .	1 000	—
Miel.	1,000	—
Jaunes d'œufs.	12	—

14.

Faites fondre le miel à part, versez-y la farine d'amandes et pétrissez avec les jaunes d'œufs. Ajoutez, en dernier, l'huile; repétrissez de nouveau jusqu'à ce que vous ayez obtenu une pâte bien liée et sans grumeaux.

Cette pâte est, en effet, adoucissante; mais elle ne nettoie nullement les mains et leur laisse un enduit poisseux.

La même formule avec addition de soude ou de potasse, donne une pâte qui nettoie, mais qui, à la longue, durcit l'épiderme.

Pâte transparente

Amidon en gelée.	150 grammes.
Huile de ricin.	200 —
Savon de potasse.	200 —
Alcool.	400 —

Cette pâte flatte l'œil par sa transparence; mais elle est nuisible aux peaux délicates, à cause de la forte proportion d'alcool qu'elle contient et qui lui donne sa transparence.

Maintenant voici la formule de la *pâte lénitive* qui est exempte de tout inconvénient et remplit toutes les conditions.

Pâte lénitive

PROPRE A EMBELLIR ET ADOUCIR LA PEAU

Crème de savon.	500 grammes.
Miel demi-liquide.	400 —
Huile d'amandes amères. . .	400 —

Farine blanche d'amandes . .	450	—
Eau de roses.	100	—
Silice en gelée..	100	—

En faisant attention à la composition de cette pâte, on est convaincu de sa supériorité sur toutes celles de la parfumerie. En effet, elle est adoucissante par l'huile et la farine d'amandes ; elle nettoie parfaitement au moyen de la silice en gelée, substance d'une ténuité imperceptible qui brosse et polit la peau sans qu'on s'en aperçoive. Elle produit le même effet que le *savon ponce*, avec cette différence que celui-ci raie et irrite les peaux délicates, tandis que la *pâte lénitive* les nettoie et les adoucit à la fois.

Crème lénitive

COLD-CREAM PERFECTIONNÉ

Ce produit est réellement supérieur à tout ce que la parfumerie fabrique sous les divers noms de *serkis, crème des sultanes, crème froide*, etc. La fraîcheur et la finesse des substances onctueuses qui entrent dans la composition de la *crème lénitive*, en font un des plus précieux amis de la peau. La crème lénitive possède une foule de propriétés, entre autres d'adoucir, de nettoyer la peau, de dissiper les irritations légères, d'enlever les cuissons, les ardeurs, d'être enfin le lénitif par excellence, lorsqu'il s'agit d'adoucir et de calmer. Voici sa composition, en prévenant toutefois que pour bien faire cette préparation, il faut lui donner ce qu'en termes du métier on nomme le *tour de main*. La crème lénitive doit s'offrir sous la forme d'une crème blanche, onctueuse, exempte de grumeaux, ayant une surface brillante et comme nacrée.

Blanc de baleine.	70 grammes.
Cire vierge.	30 —
Huile d'amandes	300 —
Eau de roses triple.	60 —

Faites fondre à un feu doux ; coulez dans un mortier ; triturez et ajoutez :

Codéine..	2 grammes.

Plus cette pommade est battue, plus blanche et meilleure elle devient.

Pommade

PROPRE A DURCIR LES ONGLES

Cire blanche.	5 grammes.
Colophane..	10 —
Alun porphyrisé	2 —
Huile de noix	30 —

Faites fondre sur un feu doux et battez longtemps pour bien incorporer l'alun et la colophane, jusqu'à consistance de pommade unie et bien liée.

Eau vulnéraire

CONTRE LA CONTUSION OU ÉCRASEMENT DE L'ONGLE

Eau filtrée	125 grammes.
Vinaigre de saturne.. . . .	15 —
Sulfate de zinc (dissous dans eau de roses).	1 —
Laudanum.	10 gouttes.

Agitez vivement la bouteille contenant ces ingrédients, afin d'en opérer la solution.

Pommade lénitive

CONTRE L'ÉCHAUFFEMENT DES PIEDS

Huile rosat.	60 grammes.
Cire blanche.	20 —
Jaunes d'œufs sans germe . .	2 —
Laudanum..	15 gouttes.

Faites fondre sur un feu doux; versez dans un mortier de marbre et triturez de façon à obtenir une pommade bien liée et sans grumeaux.

Pommade Rosat

CONTRE LES GERÇURES ET CREVASSES DES MAINS, DU MAMELON DES SEINS, DES LÈVRES, ETC.

Huile fraîche d'amandes douces.	60 grammes.
Blanc de baleine.	5 —

Cire vierge. . . . .   10 grammes.
Racine d'orcanette (dans un
   nouet, ...   10   —

Faites fondre au bain-marie; coulez ensuite dans un mortier, triturez avec un pilon, et ajoutez :

Eau de roses. . . . .   10 grammes.
Sulfate de zinc (dissous dans
   l'eau de roses).   1   —

Rebattez vivement ce mélange jusqu'à parfaite incorporation de l'eau; puis aromatisez avec quelques gouttes d'essence de roses.

Pommade contre les engelures

Crème lénitive. . . . . . .   50 grammes.
Camphre.   2   —
Baume de Tolu.   5   —
Acide gallique.   2   —

Préparez avec ces substances une pommade selon l'art.

Pommade

CONTRE LES ENGELURES NAISSANTES

Borax. . . . .   4 grammes.
Chlorite de chaux.   4   —
Axonge lavée.   32   —

Faites une pommade selon l'art.

Poudre résolutive

CONTRE LES ENGELURES NAISSANTES

Borate de soude.	15 grammes.
Alun.	10 —
Poudre de tan..	15 —
Son de blé tamisé.	50 —

Pulvérisez et tamisez ces substances et aromatisez la poudre avec

Huile volatile d'écorce d'orange.. 25 gouttes.

Pommade

CONTRE LES ENGELURES ULCÉRÉES

Eau.. . . . . 500 grammes.
Feuilles de jusquiame.
    — de pomme épineuse. } de chaque 2 —
    — de sureau.

Faites bouillir jusqu'à réduction des deux tiers,
passez à travers un linge.
Replacez sur un feu doux et ajoutez :

Axonge fraîche. . . . : . . 350 grammes.

Remuez longtemps pour opérer le mélange, et
coulez dans des pots.

Crème lénitive opiacée

SUPÉRIEURE PAR SES RÉSULTATS A LA POMMADE
PRÉCÉDENTE

Blanc de baleine..	60 grammes.
Cire vierge.	30 —
Huile d'amandes..	300 —
Eau triple de roses. . . .	30 —
Extrait gommeux d'opium. .	0,50 centigr.

Faites fondre à un feu doux, coulez dans un mortier et battez jusqu'à consistance de pommade bien liée.

On enduit un linge fin ou un plumasseau de charpie fine de cette pommade, dont on recouvre l'engelure ulcérée.

Mixture

CONTRE LES ENGELURES A LEUR DÉBUT, LORSQUE
LES DÉMANGEAISONS COMMENCENT A SE FAIRE
SENTIR.

Au début de l'engelure, la peau des pieds ou des mains, saisie par les premiers froids, commence à rougir et à se tuméfier; on arrive à faire avorter l'irritation commençante en se lavant les mains dans la mixture suivante :

Tannin dissous dans 100 grammes d'eau de roses.	2 grammes.

Teinture de Benjoin.	1 gramme.
Décoction de cachou	50 —

On laisse sécher le liquide sur les mains sans essuyer. Deux heures après, on se graisse largement
la peau des mains avec la *crème lénitive*, et de suite
on met des gants de peau douce. On garde ces gants
toute la nuit. Le lendemain on renouvelle la même
opération. Trois ou quatre jours suffisent ordinairement pour tonifier, pour assouplir la peau et dissiper l'irritation commençante des engelures.

Teinture aromatique

TRÈS-EFFICACE , EN FRICTIONS , POUR PRÉVENIR
LE RELACHEMENT
DE LA PEAU DES SEINS, DU VENTRE, ETC.

Cannelle fine concassée . . .	20 grammes.
Cachou en poudre.	10 —
Cardamome.	15 —
Poudre de quinquina	5 —
Sulfate d'alumine	10 décigr.
Alcool à 36 degrés.	500 grammes.

Faites digérer, pendant quinze jours, dans un
bocal de verre; passez à travers une étamine, et
conservez pour l'usage dans un flacon hermétique-
ment bouché.

Poudre d'Iris et de Quinquina

CONTRE LA SUEUR DES AISSELLES ET DES PIEDS

On remplit des sachets de cette poudre, qu'on fixe sous les aisselles; on en saupoudre également ses bas ou chaussettes. Cette poudre est à la fois tonique et absorbante; elle masque la mauvaise odeur sans occasionner aucune répercussion fâcheuse.

Poudre orientale

POUR POLIR ET EMBELLIR LES ONGLES

Cachou. . . . . . }
Quinquina rouge. . . } Parties égales.

Ces deux substances doivent être réduites en poudre impalpable. On y verse quelques gouttes d'une solution concentrée de benjoin; on remue pour opérer le mélange, et l'on conserve en petites boîtes pour l'usage.

Poudre de riz

La plus grande partie des poudres que la parfumerie débite sous ce nom n'a qu'un seul défaut: c'est de ne pas contenir un atome de riz. Le plus généralement, c'est un mélange de fécule de pomme de terre et de talc porphyrisé. Pour être sûr d'avoir de la vraie poudre de riz, il faut s'adresser aux grandes maisons de parfumerie de la capitale.

La poudre de riz s'emploie comme absorbant des sueurs.

Sparadrap

TAFFETAS GOMMÉ, PAPIER AGGLUTINATIF

Ces diverses préparations, qu'on trouve dans toutes les bonnes pharmacies, sont très-utiles et même indispensables dans les cas de coupures, pour réunir et affronter les deux lèvres de la plaie. Une coupure, serait-elle considérable, se cicatrise par première intention, c'est-à-dire sans suppurer, si la réunion a été bien faite.

Le sparadrap-baudruche, appliqué sur un cor excité, le guérit en quelques jours.

Sparadrap-baudruche

Diachylum gommé.	60	grammes.
Diapalme.	20	—
Tolu	15	—

Faites fondre à un feu doux et étendez légèrement sur une bande de baudruche tendue par les deux bouts; laissez sécher et conservez à l'abri de la chaleur, pour l'usage.

Eau balsamique

SPÉCIFIQUE CONTRE LES CONTUSIONS, ECCHYMOSES,
FOULURES, ETC.

Cette eau balsamique, d'une suave odeur, remplace avantageusement l'eau de Cologne et la teinture d'*arnica*. Voici sa composition :

Essence de bergamotte. . . .	15	grammes.
— de citron au zeste. .	15	—
— de Portugal. . . .	15	—
— de Cédrat.	20	—
— de girofles.. . . .	5	—
— de Carvi.	2	—
— de thym blanc. . .	40	—
— de lavande.	20	—
— d'anis.	5	—
Teinture d'ambrette. . . .	100	—
— de baume de Tolu. .	50	—
— de musc	40	—
Essence de menthe.. . . .	40	—
Alcool à 36 degrés.	2000	—

Versez le tout dans un bocal de verre de la capacité de trois litres. Agitez pour opérer le mélange. Laissez en contact pendant quelques jours, en agitant le bocal plusieurs fois chaque jour. Ce temps écoulé, filtrez à diverses reprises jusqu'à ce que vous ayez obtenu une liqueur d'une limpidité parfaite.

Usage. — On peut se servir de cette eau pour parfumer son linge et assainir ses appartements ; versée dans l'eau d'un bain, elle lui communique des propriétés toniques souveraines contre les *leucorrhées*. Deux cuillerées d'*Eau balsamique*, jetées dans un verre d'eau, produisent une liqueur éminemment *résolutive*. Il suffit d'y tremper un linge plié en plusieurs doubles et de l'appliquer sur les plus fortes meurtrissures pour en obtenir la guérison en peu de jours.

Eau pour parfumer les gants

FORMULE MODIFIÉE

Iris de Florence.	100	grammes.
Borax . . . . •	60	—
Calamus aromaticus.	60	—
Bois d'aloès.	30	—
Cannelle.	5	—
Clous de girofles..	5	—

Pilez grossièrement le tout et versez dessus un litre d'alcool. Laissez macérer pendant 15 jours en ayant soin d'agiter la bouteille plusieurs fois par jour.

Filtrez et conservez pour l'usage.

Pâte pour nettoyer les gants

Poudre de savon blanc. . . .	250	grammes.
Ammoniaque liquide.	100	—
Argile à dégraisser en poudre.	100	—
Essence de thym blanc.. . .	30	—

Mélangez et battez le tout de façon à obtenir une pâte sans grumeaux, en ajoutant l'eau nécessaire à sa confection.

ENCYCLOPÉDIE HYGIÉNIQUE

DE

LA BEAUTÉ

PAR A. DEBAY

Chez Dentu, éditeur, Palais-Royal.

Il est des hommes qui se lancent à la poursuite d'une idée, qui la saisissent, la dissèquent et la font passer au creuset de l'expérience pour en extraire tout ce qu'elle a d'utile et de précieux. M. A. Debay est un de ces hommes. L'idée qu'il poursuivait depuis longtemps était le *perfectionnement de la beauté humaine,* que les excès de la civilisation ont passablement dégradée. Ses études, ses travaux, ses efforts, constamment dirigés vers le même but, ont été couronnés de succès. Dans une série de petits volumes, rédigés avec élégance et enrichis d'aperçus nouveaux qui en rendent la lecture aussi attrayante qu'instructive, l'auteur a prouvé qu'il savait rendre la science facile aux gens du monde, en éclairant ses horizons et semant de fleurs son sol aride. L'empressement avec lequel on lit ses petits traités d'hygiène fait espérer que les préceptes de cette science se populariscront dans les classes intelligentes de la société, et que les femmes seront désormais parfaitement instruites des soins que réclament leur santé et leur beauté.

Voici l'analyse sommaire des intéressants ouvrages qui composent cette collection.

HYGIÈNE

DES CHEVEUX ET DE LA BARBE

Basée sur de récentes découvertes physiologiques et médicales

Indiquant les meilleures formules pour conserver la chevelure, arrêter sa chute, retarder le grisonnement, régénérer les cheveux perdus depuis longtemps, et combattre, enfin, toutes les affections du cuir chevelu. — 2 fr. 50.

Cet ouvrage est le traité le plus complet qui ait été publié sur l'anatomie, la physiologie et l'hygiène du cuir chevelu et des cheveux. Toutes les imperfections et maladies du système pileux y sont décrites avec une clarté, une précision des plus remarquables, et les moyens de guérison, jusqu'ici incertains, y sont démontrés par la pratique. Les chapitres *Régénération des cheveux* et *Teinture pileuse* sont traités avec détails, de telle sorte que le lecteur s'y prémunit contre bien des déceptions. Le chapitre *Mélanogénésie* est des plus curieux, et mérite lecture ; enfin, tout est intéressant dans ce livre, que nous n'hésiterons pas à regarder, non-seulement comme très-utile aux têtes chauves et grisonnantes, mais comme indispensable aux personnes qui désirent s'éclairer sur les soins hygiéniques à donner à leurs cheveux. Les coiffeurs y puiseront des enseignements utiles au perfectionnement de leur art.

HYGIÈNE

DU

VISAGE ET DE LA PEAU

Prix : **3** *fr.*

Cet ouvrage renferme tout ce que l'art et la science ont récemment découvert de plus efficace pour redresser les traits disgracieux, combattre les imperfections de tissu et de couleur, pour donner à la peau ce coloris velouté et cette fraîcheur qui en font les charmes. Ainsi, les nez tortus, écachés, les grosses lèvres, les yeux rouges, larmoyants, lippitudineux, les nombreuses difformités des joues, du menton, des oreilles, y trouvent d'excellents correctifs. La hideuse famille des dartres, couperoses, boutons de toute espèce, les signes, envies, rugosités, gerçures, *tannes* ou concrétions sébacées, les taches de rousseur, contre lesquelles ont échoué jusqu'ici tous les efforts de l'art, les rides précoces, désespoir des jolies femmes, y sont traités et guéris par des moyens d'une rare simplicité.

En résumé, cet ouvrage est un *Formulaire complet de la beauté;* le lecteur, éclairé sur les fonctions et l'hygiène de la peau, se tient désormais en garde contre cette foule de produits dangereux que débitent les charlatans sous le nom de cosmétiques.

HYGIÈNE

DES MAINS ET DES PIEDS

DE LA POITRINE

ET DE LA TAILLE

Prix : **3** *fr.*

D'après l'opinion de nos illustrations scientifiques et littéraires, cet ouvrage est l'un des plus utiles qui ont paru depuis longtemps. En effet, à la grâce du style il joint des enseignements de première importance : les contusions, blessures, piqûres, verrues, cors, engelures ; les vices de forme et de direction, les sueurs immodérées des pieds, des aisselles et généralement toutes les imperfections et maladies de ces organes, y trouvent un correctif, un remède aussi simple que sûr. — Un chapitre entier a été consacré au corset ; il contient des vérités incontestables sur les tristes effets de ce vêtement, relatifs à la santé et à la beauté des organes pectoraux. Enfin, cet intéressant traité d'hygiène renferme des préceptes d'*esthétique*, d'*orthopédie* et de *thérapeutique* d'une efficacité reconnue pour embellir ou remédier à toutes les affections et imperfections des pieds, des mains, de la taille, des épaules et de la poitrine. Nous ne saurions trop engager les femmes à consulter cet excellent ouvrage, où elles trouveront tout ce qu'elles peuvent désirer.

HYGIÈNE ET PERFECTIONNEMENT

DE

LA BEAUTÉ HUMAINE

Prix : 3 fr.

Après avoir fouillé dans l'histoire des peuples anciens et dans les annales de la science, pour en extraire ce qu'elles contenaient de meilleur sur l'hygiène publique et privée ; après avoir analysé, expérimenté les découvertes modernes à ce sujet, M. A. Debay a produit une œuvre d'une haute utilité. D'abord, il traite de la beauté humaine au point de vue de l'art et de la science ; il enseigne les moyens de combattre les vices de constitution qui abâtardissent l'espèce, à réprimer les directions vicieuses des membres, et à les ramener à leurs lignes normales. Dans une nouvelle *classification des aliments*, à la portée des gens du monde, il démontre qu'on peut facilement dégraisser les sujets obèses, en supprimant les sucs nutritifs à tel tissu de l'organisme, et qu'il est aussi facile d'engraisser les personnes maigres par un choix d'aliments spéciaux. Enfin, il donne les moyens de métamorphoser les constitutions débiles, scrofuleuses, rachitiques, chlorotiques, etc., et de diminuer le nombre si grand des êtres difformes. Les chapitres *Alimentation, Orthopédie, Gymnastique, Hygiène des sens et des formes*, porteront une vive lumière dans l'esprit des lecteurs. Nous faisons des vœux pour que cet ouvrage se trouve dans les mains du plus grand nombre, et nous croyons fermement que si la pratique des préceptes qu'il contient se popularisait en France, notre nation, qui passe pour la plus aimable des nations du globe, pourrait encore en devenir la plus belle.

HYGIÈNE

DE LA VOIX

Prix : **3** *fr.*

—

Il existe un grand nombre d'ouvrages sur la voix, mais tous imparfaits. Les uns ne traitent que la question purement scientifique, les autres que la question artistique. Il s'agissait de composer un ouvrage où ces deux questions fussent traitées laconiquement et surtout clairement, de manière à être comprises de tous; c'est ce que vient de faire le Dr A. Debay. Son *Hygiène de la voix*, rédigée avec élégance et concision, comprend la physiologie des organes de la voix, l'émission pure du son, le langage parlé, la déclamation, le chant, des préceptes de vocalise, etc., etc., les *cacomuthies*, ou vices de prononciation, les imperfections de la voix chantée et les moyens de les combattre. Un chapitre traite de la musique chez les anciens Grecs, des effets prodigieux qu'elle opérait sur l'organisme humain. Ce chapitre est des plus intéressants. Enfin, ce livre, enrichi d'aperçus nouveaux sur le mécanisme et l'appareil vocal, se termine par des considérations chorégraphiques, et par l'hygiène des mouvements, gestes, attitudes, poses, etc., comme concourant à l'ensemble de la beauté humaine.

HISTOIRE

DES PARFUMS ET DES FLEURS

De leurs diverses influences sur l'économie humaine, et de leur usage dans la toilette des femmes comme auxiliaires de la beauté.

Prix **2** *fr.* **50.**

L'éditeur DENTU vient de faire paraître la troisième édition de ce charmant ouvrage, qui convient à tous les âges et à toutes les conditions : poëtes, artistes, hommes, femmes et jeunes filles y trouveront des lectures aussi variées, aussi agréables qu'intéressantes et instructives.

Ce volume, écrit avec élégance, résume en trois cents pages tout ce qu'on peut savoir sur les parfums et les fleurs. Non-seulement il vous initie aux chastes amours des fleurs, à leur mystérieuse reproduction, mais il vous fait connaître encore, au moyen des formes et de la couleur, leurs propriétés nuisibles ou utiles.

L'auteur vous donne la description de ces fameux jardins de *Babylone*, dont les immenses travaux de construction tiennent du prodige, de là, il vous transporte au jardin des *Hespérides*, si célèbre par ses pommes d'or *(oranges)*. Il vous ouvre ensuite les *jardins d'Épicure*, à Athènes, et ceux de *Laïs*, à Corinthe ; puis il vous promène dans ceux de *Lucullus* et de *Poppée*, à Rome, jardins splendides qu'enrichissaient les dépouilles du monde entier. Enfin une magnifique opposition des jardins symétriques ou *français* aux jardins irréguliers ou *anglais*.

La végétation antédiluvienne ou gigantesque, la végétation microscopique ou invisible, le langage des fleurs et des couleurs, l'horloge et le calendrier de Flore ; tous les phénomènes les plus curieux, les plus extraordinaires du règne végétal sont exposés avec un talent remarquable dans cet ouvrage, qu'on peut comparer à une jolie corbeille remplie de parfums et de fleurs où tous les goûts trouvent à se satisfaire.

LES

PARFUMS DE LA TOILETTE

Prix : **2** *fr.*

De tous les ouvrages écrits pour les dames, celui-ci est sans contredit le plus utile. Il s'agissait de les éclairer sur cette foule de produits cosmétiques vantés par les annonces, et dont la plupart sont dangereux ; il s'agissait de leur apprendre les formules d'une efficacité reconnue par l'hygiène et la médecine. M. Debay vient d'accomplir cette tâche avec le talent qu'on lui connaît. Désormais les femmes connaîtront la composition des eaux, poudres, pommades, blancs, etc., qu'elles appliquent sur leur visage; elles sauront à quoi s'en tenir sur les merveilleuses propriétés de ces eaux de Jouvence, qui dévorent leur fraîcheur; de ces pommades récapilisatrices que fabriquent d'ignorants industriels, souvent des épileuses, et se tiendront en garde contre les brillantes annonces des journaux, qui, en réalité, ne sont que d'amères déceptions. *Les Parfums de la toilette* deviendront sans nul doute le livre à la mode, le livre indispensable; toutes les dames s'empresseront de le lire, car toutes sont à la recherche des moyens de conserver leurs charmes, et ce précieux volume sera pour elles une mine féconde, inépuisable.

L'auteur a réuni les meilleures formules et recettes dont la parfumerie fait un secret. De telle sorte que le possesseur de cet ouvrage pourra composer et préparer lui-même les eaux aromatiques, les élixirs, les essences, les pommades, cold-cream, etc., etc., enfin, cette foule de produits que débite le parfumeur.

HISTOIRE NATURELLE

DE

L'HOMME ET DE LA FEMME

Depuis leur apparition sur le globe terrestre jusqu'à nos jours. — Métamorphoses humaines, — Races, — Variétés de races, — Anomalies organiques, — Monstruosités. — Cas rares des plus curieux, — *avec dix gravures.*

Prix : **3** *fr.*

Cet ouvrage, à l'usage des gens du monde, est des plus curieux ; il amuse et instruit, deux qualités essentielles pour tout lecteur. D'abord la formation du monde au point de vue géologique ; ensuite l'homme tel qu'il dut être à l'époque de son apparition sur le globe terrestre. Puis la famille humaine se multipliant, pullulant ; ses migrations successives dans les diverses contrées ; enfin, la division de l'espèce humaine en races et leurs subdivisions. — D'un autre côté les dégradations de l'homme, selon les climats, les mœurs, les maladies, etc., d'où les vices, les imperfections héréditaires, les monstruosités. La partie descriptive de ce dernier article relate des exemples extraordinaires et presque fabuleux. : *hermaphrodites, hommes sauvages, satyres, amphibies, géants, hercules, nains*, *etc.*, enfin, tout ce que la nature humaine peut offrir d'anormal et de bizarre, d'étrange et de phénoménal.

Un chapitre a été consacré à l'histoire physiologique de la génération et à l'explication de ses mystères. Le lecteur est initié aux secrets de la procréation humaine et aux diverses évolutions de l'œuf. Vient ensuite une excellente dissertation sur les âges, les tempéraments et l'union des deux sexes pour la perpétuation de l'espèce : le *mariage*. Ici, les conseils sont sages et les enseignements profonds, et, s'ils peuvent influer sur la masse des lecteurs, ce sera un bienfait pour l'humanité.

En résumé, *l'Histoire naturelle de l'homme et de la femme* est de nature à piquer la curiosité de tout lecteur, par l'originalité de sa composition ; il sera agréablement surpris d'avoir fait, en s'amusant, un petit cours de physiologie, d'anthropologie et d'hygiène, dont l'application est si utile dans la vie.

LES MYSTÈRES

DU SOMMEIL ET DU MAGNÉTISME

Histoire physiologique et anecdotique du Somnambulisme
naturel et magnétique. — Songes prophétiques. — Extases. — Visions. — Hallucinations. — Cauchemars. —
Tables tournantes. — Esprits frappeurs, etc.

Prix : **3** *fr.*

Quatre éditions rapidement épuisées témoignent du succès de ce remarquable ouvrage ;
des demandes nombreuses ont déterminé l'éditeur à en publier une cinquième, considérablement augmentée et beaucoup plus complète que
les précédentes. Sa rédaction simple et facile
le met à la portée de tout le monde, et les anecdotes nombreuses dont il fourmille en rendent
la lecture des plus attrayantes.

On trouve dans ce volume tout ce que la vie
humaine offre de plus étrange et de plus prodigieux pendant le sommeil magnétique, cette
vie encore inconnue dont le physiologiste cherche à soulever le voile.

C'était une rude tâche que de fouiller dans
les profondeurs de cette vie mystérieuse et d'en
exposer au grand jour les étonnantes merveilles. L'auteur s'en est acquitté avec cette
habileté qu'on lui connaît ; le lecteur lui saura
gré d'avoir débrouillé le chaos des songes, et

16

d'avoir jeté un rayon de lumière à travers les ténèbres épaisses qui nous en cachent la vraie cause.

Après avoir décrit les différents genres de sommeil et de somnambulisme, l'auteur arrive au magnétisme animal. Le magnétisme ! cette puissance inconnue qui a soulevé de si amères discussions, autour de laquelle se sont groupés tant de partisans et dont se sont moqués tant d'incrédules. C'est avec un véritable talent qu'il a traité cette matière litigieuse. La description des expériences magnétiques faites sur chaque sens offre un si haut intérêt, que la personne la plus indifférente se trouve entraînée par cette agréable lecture. Le chapitre consacré au magnétisme de la voix et des sons, brille surtout par l'éloquence et la richesse des tableaux.

La question magnétique n'est point la seule traitée dans l'ouvrage de M. Debay, les visions, apparitions, extases, hallucinations, rêves prophétiques, intuitions, etc., y sont exposés au point de vue de la science ; c'est-à-dire qu'en remontant aux causes, on découvre la nécessité des effets, et tout le surnaturel disparaît devant l'analyse physiologique.

L'étrange phénomène des tables tournantes et la *trapézomancie*, qui ont étonné le monde entier, sont ramenés à leur vraie cause ; l'intervention des Esprits frappeurs, raisonneurs, etc., n'est plus désormais que la création d'une imagination délirante qu'on doit reléguer dans le domaine des vieux contes bleus.

Les Mystères du sommeil et du magnétisme renferment deux parties distinctes : l'une littéraire, anecdotique, amusante ; l'autre sérieuse, expérimentale, instructive, où la raison physiologique de tous les faits réputés surnaturels est nettement exposée, de telle sorte qu'on arrive à cette conclusion absolue : tout est naturel dans la nature, hormis l'absurde. L'auteur attaque le mensonge partout où il le rencontre, l'étreint de son vigoureux raisonnement et l'étouffe ; il combat les préjugés, démasque l'hypocrisie et fait une rude guerre à la magie, à la sorcellerie, qui, aux époques d'ignorance, firent, hélas ! tant de dupes et de victimes.

Cet ouvrage, rédigé d'une manière aussi consciencieuse qu'agréable, mérite lecture ; car, nous le répétons, non-seulement il intéresse vivement, mais il prémunit contre l'erreur en éclairant l'esprit et le dirigeant vers le seul but qu'il doit atteindre : la VÉRITÉ.

HYGIÈNE ET PHYSIOLOGIE

DU MARIAGE

Prix : **3** *fr.*

—

Soixante-cinq éditions de ce remarquable ouvrage, épuisées en quelques années, témoignent de son succès et nous dispensent d'en faire l'analyse. Nous dirons seulement aux lecteurs curieux de connaître les secrets, les aberrations et singularités de l'amour physique, ainsi que les mystères de la procréation humaine: lisez cet ouvrage; lisez, et chaque page vous dévoilera des choses que vous auriez toujours ignorées; l'instruction que vous en retirerez vous sera doublement profitable et pour vous et pour votre progéniture.

Vous y trouverez encore les moyens de combattre la stérilité, l'impuissance et autres infirmités génitales; de très-précieux conseils pour conserver longtemps vos facultés viriles et, enfin, le moyen de les retrouver si vous les aviez perdues. Procurez-vous cet ouvrage et lisez !

PHILOSOPHIE DU MARIAGE

Prix : 3 fr.

—

Ouvrage éminemment moral et que devrait lire toute personne avant de contracter mariage; car elle y puiserait de précieux conseils sur les moyens de bien établir son choix; sur la manière de se conduire avec son mari pour s'en faire aimer et le fixer, enfin, sur tout ce qui concerne la vie conjugale, l'éducation des enfants et le bonheur au sein de la famille.

En résumé, on peut avancer que le mari qui suivra le plan de conduite tracé dans cette philosophie, sera sûr de sa femme, et la femme en suivant également le même plan de conduite, fixera auprès d'elle son mari. De telle sorte qu'heureux l'un et l'autre, ils s'applaudiront d'avoir lu et relu la *Philosophie du mariage*, et voteront des remerciements à son auteur.

LA VÉNUS FÉCONDE

Prix : 3 fr.

—

Cet ouvrage, faisant suite à l'*Hygiène du mariage*, annoncée en regard, renferme des enseignements du plus haut intérêt pour les époux et leurs enfants ; la forme en est agréable, mais le fond sérieux ; car, il s'agit de la santé des procréateurs et de la constitution belle et vigoureuse des êtres engendrés.

L'auteur explique aux gens du monde le fait de la génération humaine dans ses plus mystérieux détails : *fécondation,* — *ovulation,* — *détermination du sexe,* — *grossesse,* — *nutrition du fœtus,* — *parturition,* — *allaitement,* — *éducation physique de l'enfance,* etc.

Pourquoi le sexe mâle et le sexe femelle ? — Dissertation sur la cause et ses effets.

Pourquoi la fécondité, la stérilité, l'impuissance ? — Solution de ces questions d'après de récentes découvertes et de nombreux faits à l'appui.

De l'HÉRÉDITÉ physique et morale, autrement dit transmission des qualités bonnes ou mauvaises des procréateurs à leurs enfants ; question majeure traitée avec tous les développements qu'elle mérite.

CALLIPÉDIE et ORTHOPÉDIE, ou art de faire de beaux enfants et de redresser leurs difformités lorsqu'ils en sont affligés en naissant. — Beaucoup d'autres questions, résolues à l'avantage de la race et de la famille, recommandent à l'attention des époux intelligents cet ouvrage qui leur servira de guide et dont ils tireront grand profit.

LAÏS DE CORINTHE

D'APRÈS UN MANUSCRIT GREC

Prix : **3** *fr.*

—

On sait que depuis longtemps que M. A. Debay a consacré ses études et sa plume à la plus belle moitié du genre humain, LES FEMMES ; les amis du beau sexe lui doivent des éloges. L'année dernière, cet auteur enrichissait la bibliothèque des dames de plusieurs ouvrages fort utiles sur l'*Hygiène de la beauté ;* hier, c'était la *Physiologie des beautés de la femme ;* aujourd'hui, c'est *Laïs de Corinthe* qu'il publie. Laïs, ce délicieux type de la beauté féminine relevée par l'attrait des grâces et de l'esprit.

L'ouvrage en question est d'autant plus remarquable que l'auteur entre dans des considérations historiques tout à fait neuves. On avait confondu jusqu'ici dans la classe des courtisanes, plusieurs femmes célèbres de l'antiquité ; l'histoire à la main, l'auteur rectifie cette erreur, et prouve qu'Aspasie, Laïs et autres ne furent nullement considérées, par leurs contemporains, comme des courtisanes. On leur donnait le nom de *Hétères*, terme qui n'a point d'analogue dans notre langue et qui ne peut se rendre que par les mots *amie, compagne*.

Les femmes grecques qui ne voulaient pas s'emprisonner dans le *gynécée*, se faisaient hétères, dans le noble but de fréquenter le Lycée et l'Académie, pour s'instruire aux leçons des philosophes. La plupart des Hétères étaient philosophes, poëtes ou artistes; plusieurs d'entre elles jouèrent un rôle dans les affaires publiques ; Aspasie, par exemple, à qui l'on est redevable du beau siècle de Périclès. On les citait, Laïs, pour l'esprit et la beauté physique; Aspasie, pour ses profondes connaissances en politique. Les plus hauts personnages de la nation fréquentaient leurs maisons et se félicitaient d'être leurs amis.

L'auteur déroule fort habilement la vie de cette célèbre Corinthienne, qui se lie à une foule de curieux détails sur les mœurs de ces temps. Le lecteur assiste aux délicieux soupers que Laïs donnait aux Eupatrides, aux philosophes, poëtes et artistes. Il est initié aux toilettes et aux mystères des boudoirs ; il voit, dans une série d'intéressants épisodes, passer devant lui les grands noms de cette époque : Périclès, Phidïas, Socrate, Platon, Xénocrate, Euripide, Myrion, Scopas, Aristippe, Diogène et tant d'autres personnages illustres. Après avoir lu ce livre, on est plus à même d'apprécier toutes les magnificences architecturales qui nous servent encore de modèles ; alors, on peut se former une idée complète du luxe qu'Athènes et Corinthe déployèrent dans les arts.

La seconde partie de l'ouvrage se compose d'une charmante biographie de *Ninon de Lenclos,* parsemée d'anecdotes inédites et inconnues. L'ingénieux parallèle de ces deux femmes justement célèbres offre mille traits de ressemblance ; seulement l'avantage de l'esprit reste tout entier à la Française.

LES NUITS CORINTHIENNES

OU LES SOIRÉES DE LAÏS

*Prix : **3** fr.*

Complément indispensable de *Laïs de Corinthe,* ce second volume est plus intéressant encore, par le nombre et la variété des documents historiques inédits qu'il renferme.

L'auteur a compulsé tout ce qui a été écrit sur l'ancienne civilisation grecque ; il nous fait connaître, sous forme de conférences littéraires, la biographie des principaux personnages de cette lointaine époque : philosophes, poëtes, orateurs, artistes, hommes politiques et de guerre, femmes célèbres par leur talent ou leur beauté, etc., etc.

On lit dans cet ouvrage des détails, qu'on ne trouve nulle part, sur la vie intime de Platon, d'Aristippe, de Diogène, le premier qui proclama l'égalité des hommes ; — sur Alcibiade, ce type perdu de folle jeunesse, d'élégance, de prodigalité, de courage et de généreux élans ; — sur le sceptique Diagoras, de Mélos, qui divulgua le secret des mystères d'Eleusis et dont la tête fut mise à prix par l'Hiérophante ; — la description imagée de ces fameux mystères, — les terribles épreuves auxquelles on soumettait les initiés, intéresseront vivement le lecteur. Enfin, de savantes recherches sur la musique des Grecs, sur les tons, les modes, le rhythme et leurs prodigieux effets sur les masses. — Les danses sacrées et symboliques, entourées de toutes les pompes du culte ; — les danses privées et publiques, depuis les danses pastorales jusqu'à la fameuse *danse pyrrhique*, complètent la série des documents historiques consignés dans cet ouvrage.

TABLE DES MATIÈRES

CHAPITRE PREMIER.

CHAPITRE II.

DU TORSE OU BUSTE.

CHAPITRE III.

CHAPITRE IV.

CHAPITRE V.

CHAPITRE VI.

SANS TITRE.

CHAPITRE VII.

CHAPITRE VIII.

CHAPITRE IX.

CHAPITRE X.

CHAPITRE XI.

CHAPITRE XII.

CHAPITRE XIII.

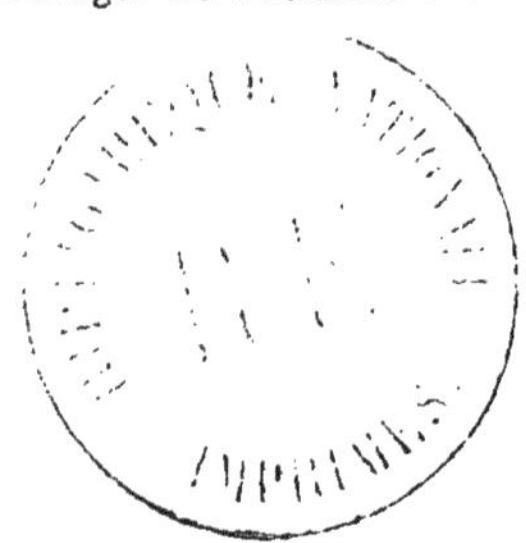

POISSY. — Typ. S. Lejay et Cie

9 782011 916471